やってはいけないヨガ

正しいやり方
逆効果なやり方

JCHO東京新宿メディカルセンター 医師
石井正則

ー エグゼクティブ・ディレクター
貴美（キミ）
ポーズ監修

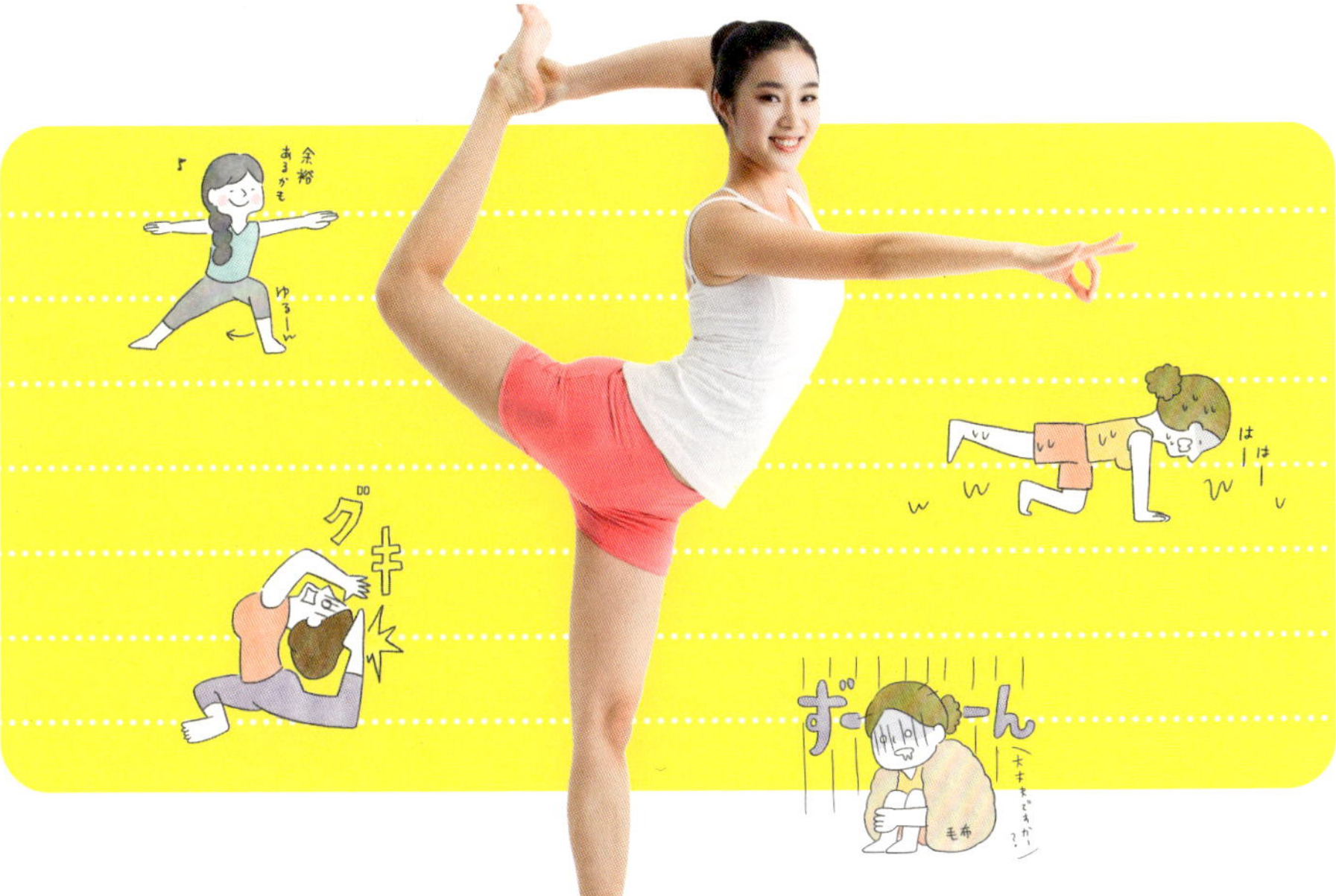

青春出版社

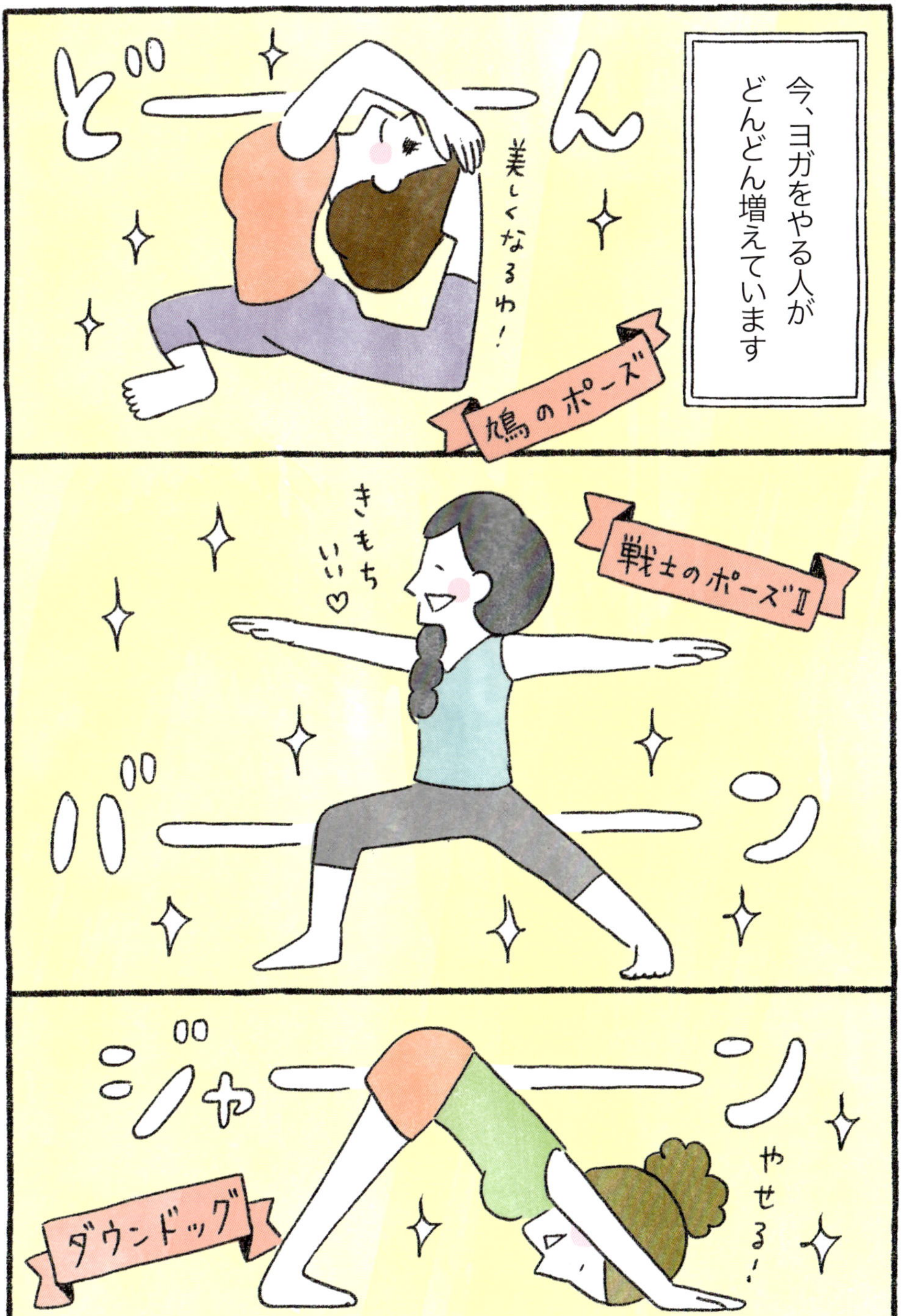
今、ヨガをやる人がどんどん増えています
どーーーん
美しくなるわ！
鳩のポーズ
きもちいい♡
戦士のポーズⅡ
バーーーン
ジャーーーン
やせる！
ダウンドッグ

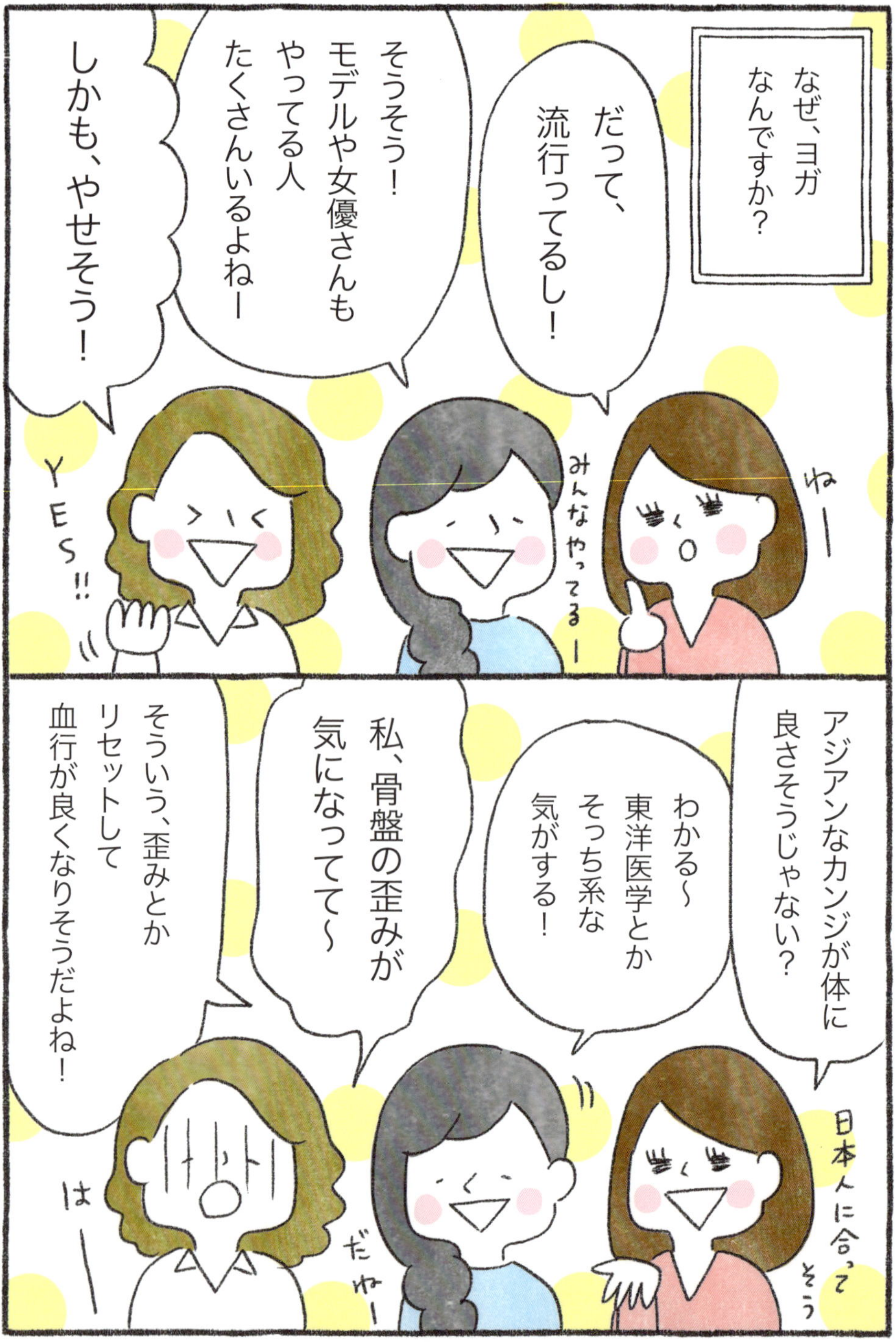
なぜ、ヨガなんですか?
だって、流行ってるし!
ねー
みんなやってるー
そうそう!モデルや女優さんもやってる人たくさんいるよねー
しかも、やせそう!
YES!!
アジアンなカンジが体に良さそうじゃない?
日本人に合ってそう
わかる~東洋医学とかそっち系な気がする!
私、骨盤の歪みが気になってて~
だねー
そういう、歪みとかリセットして血行が良くなりそうだよね!
はーー

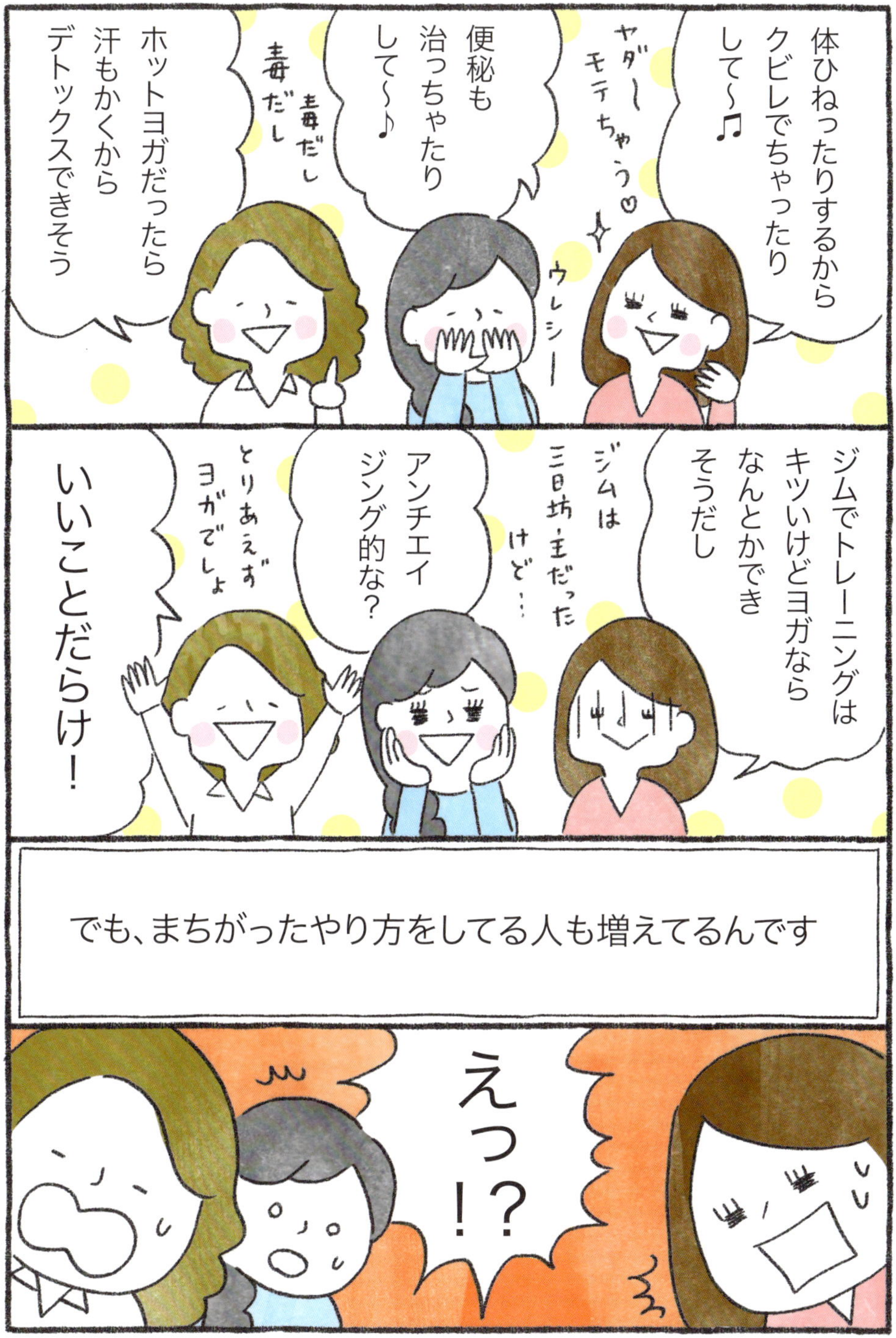

体ひねったりするからクビレでちゃったりして～♫
ヤダ～モテちゃう♡
ウレシー
便秘も治っちゃたりして～♪
毒だし毒だし
ホットヨガだったら汗もかくからデトックスできそう
ジムでトレーニングはキツいけどヨガならなんとかできそうだし
ジムは三日坊主だったけど…
アンチエイジング的な？
とりあえずヨガでしょ
いいことだらけ！
でも、まちがったやり方をしてる人も増えてるんです
えっ!?

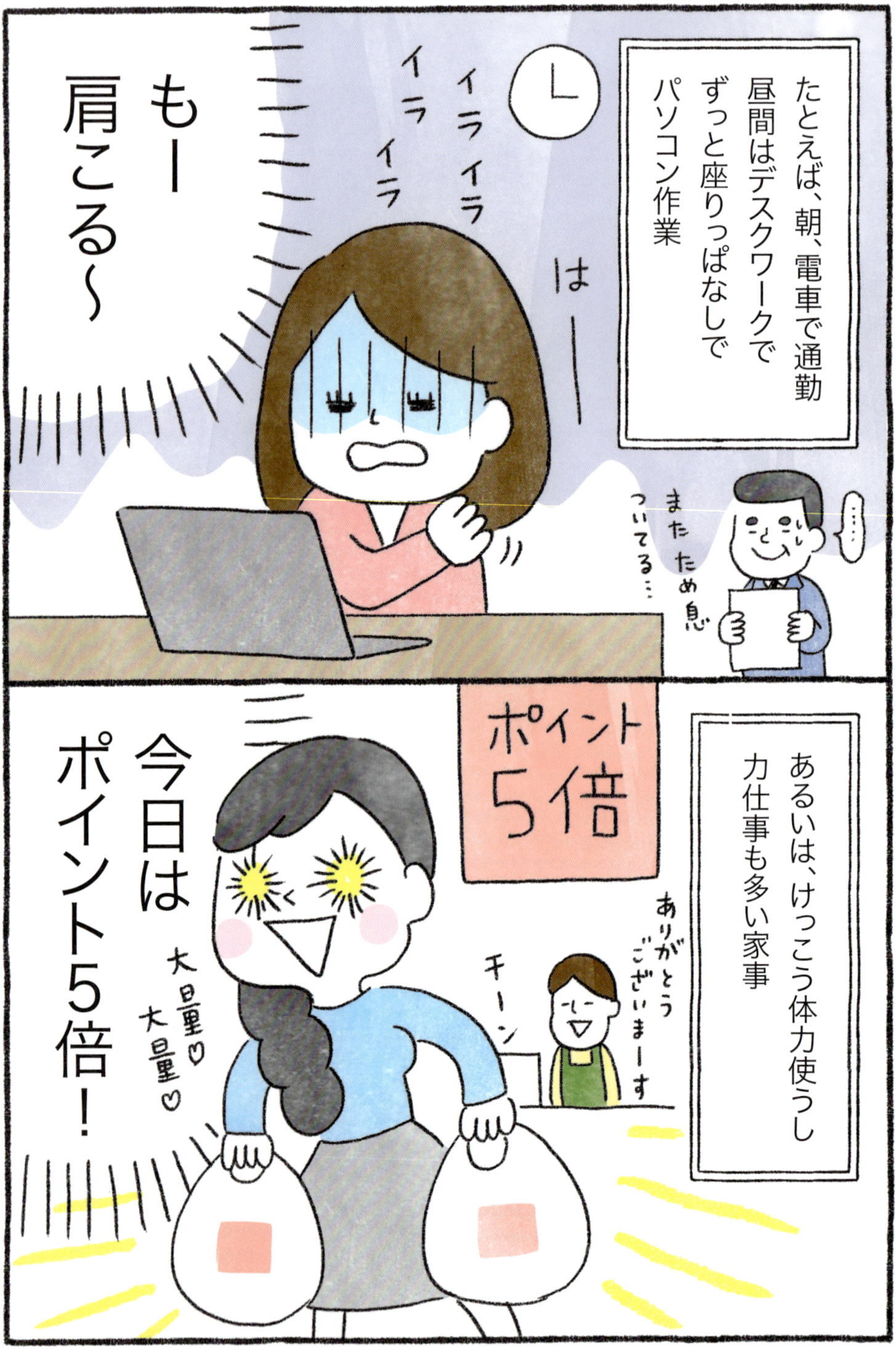
たとえば、朝、電車で通勤
昼間はデスクワークで
ずっと座りっぱなしで
パソコン作業
……
またため息ついてる…
はーー
イライラ
イライラ
もー肩こる〜
あるいは、けっこう体力使うし
力仕事も多い家事
ポイント5倍
ありがとうございまーす
チーン
大量♡
大量♡
今日はポイント5倍！

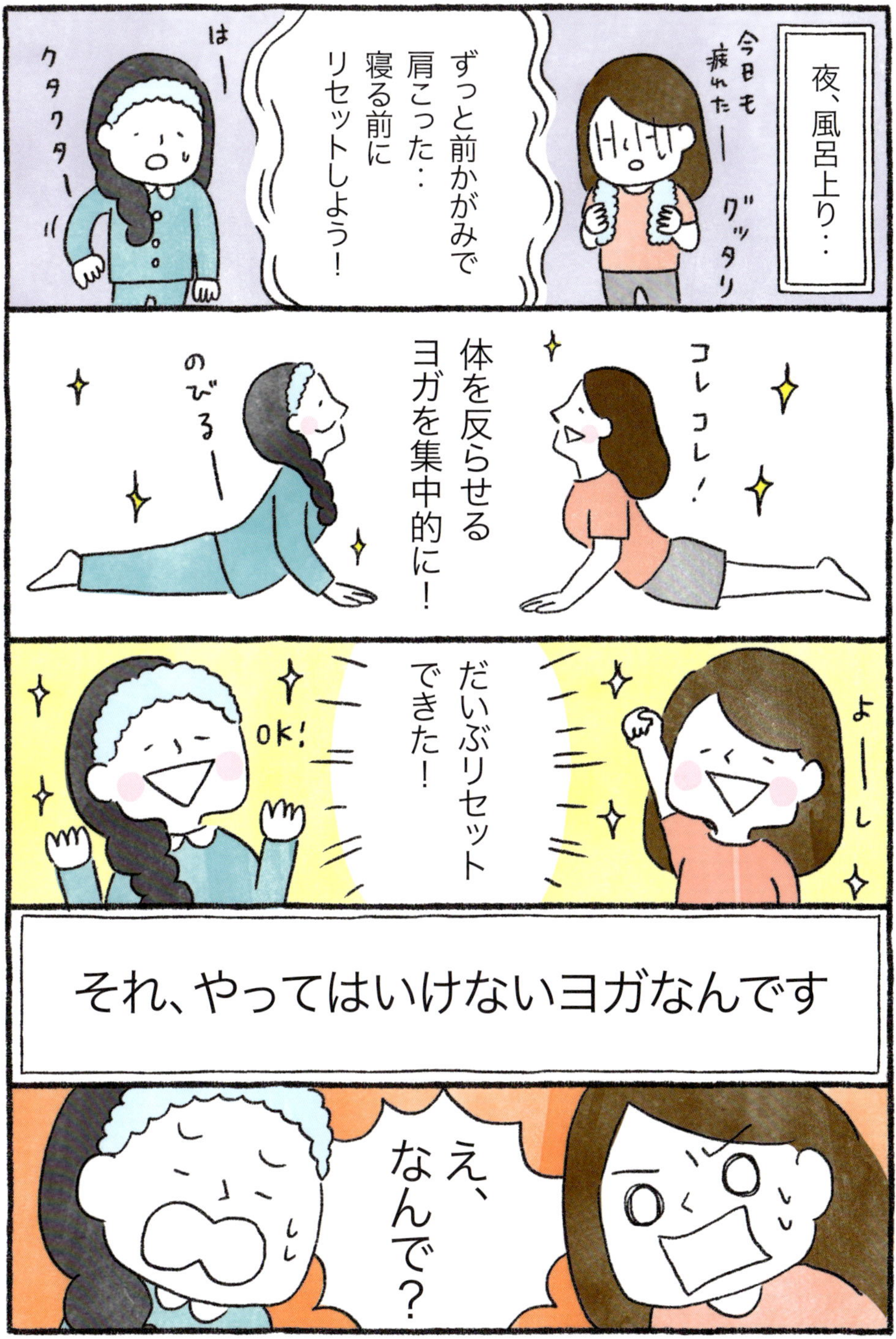
夜、風呂上り・・
今日も疲れたー
グッタリ
ずっと前かがみで肩こった・・寝る前にリセットしよう!
はー
クタクター
コレコレ!
体を反らせるヨガを集中的に!
のびるー
よーし
だいぶリセットできた!
OK!
それ、やってはいけないヨガなんです
え、なんで?

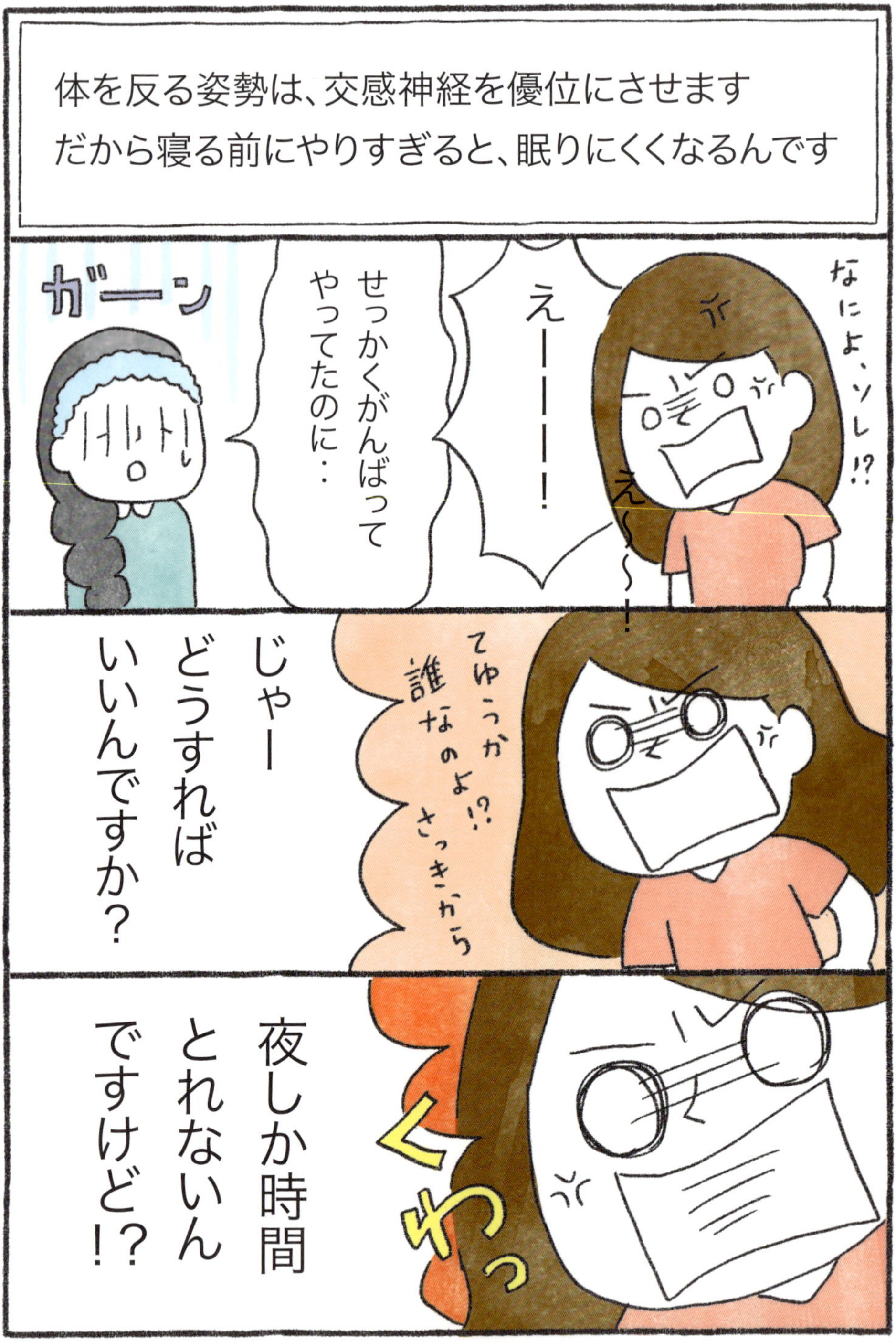
体を反る姿勢は、交感神経を優位にさせます
だから寝る前にやりすぎると、眠りにくくなるんです
なによ、ソレ!?
えーーーー!
え〜〜〜!
せっかくがんばってやってたのに・・
ガーン
てゆうか誰なのよ!? さっきから
じゃー どうすれば いいんですか?
夜しか時間とれないんですけど!?
くわっ

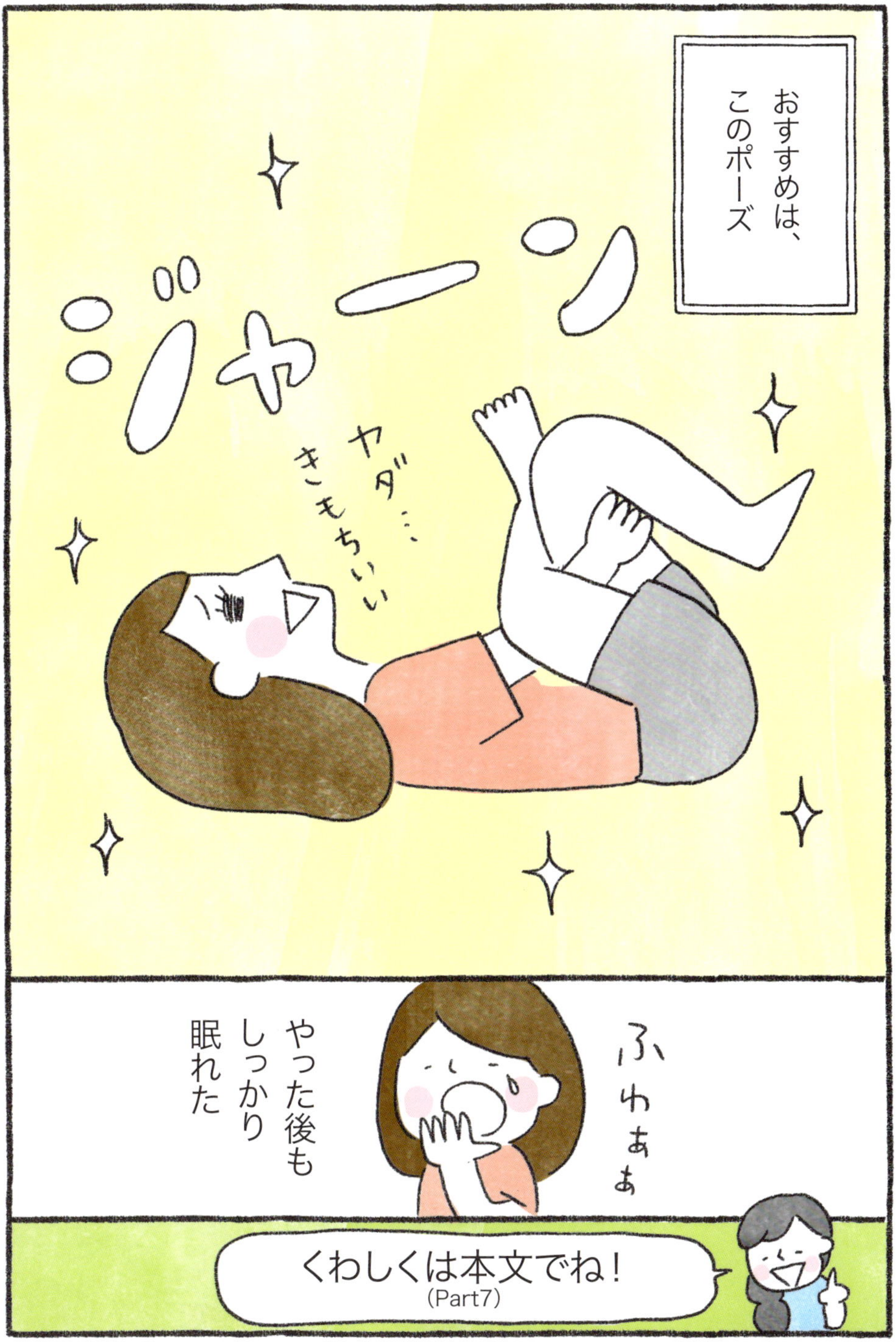
おすすめは、このポーズ
ジャーン
ヤダ…きもちいい
やった後もしっかり眠れた
ふわぁぁ
くわしくは本文でね！
(Part7)

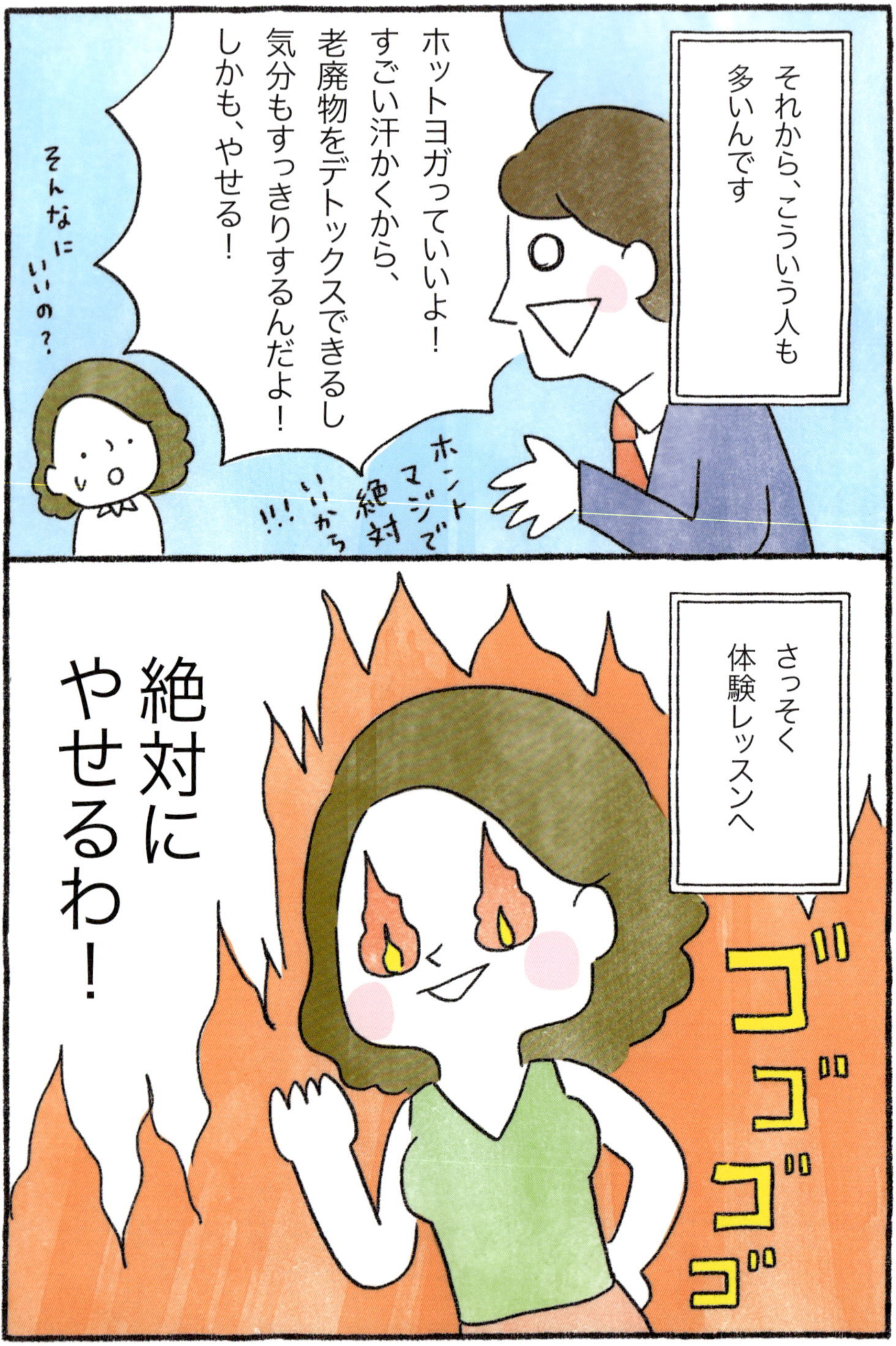
それから、こういう人も多いんです
ホットヨガっていいよ！
すごい汗かくから、老廃物をデトックスできるし気分もすっきりするんだよ！
しかも、やせる！
ホントマジで絶対いいから!!!
そんなにいいの？
さっそく体験レッスンへ
絶対にやせるわ！
ゴゴゴゴ

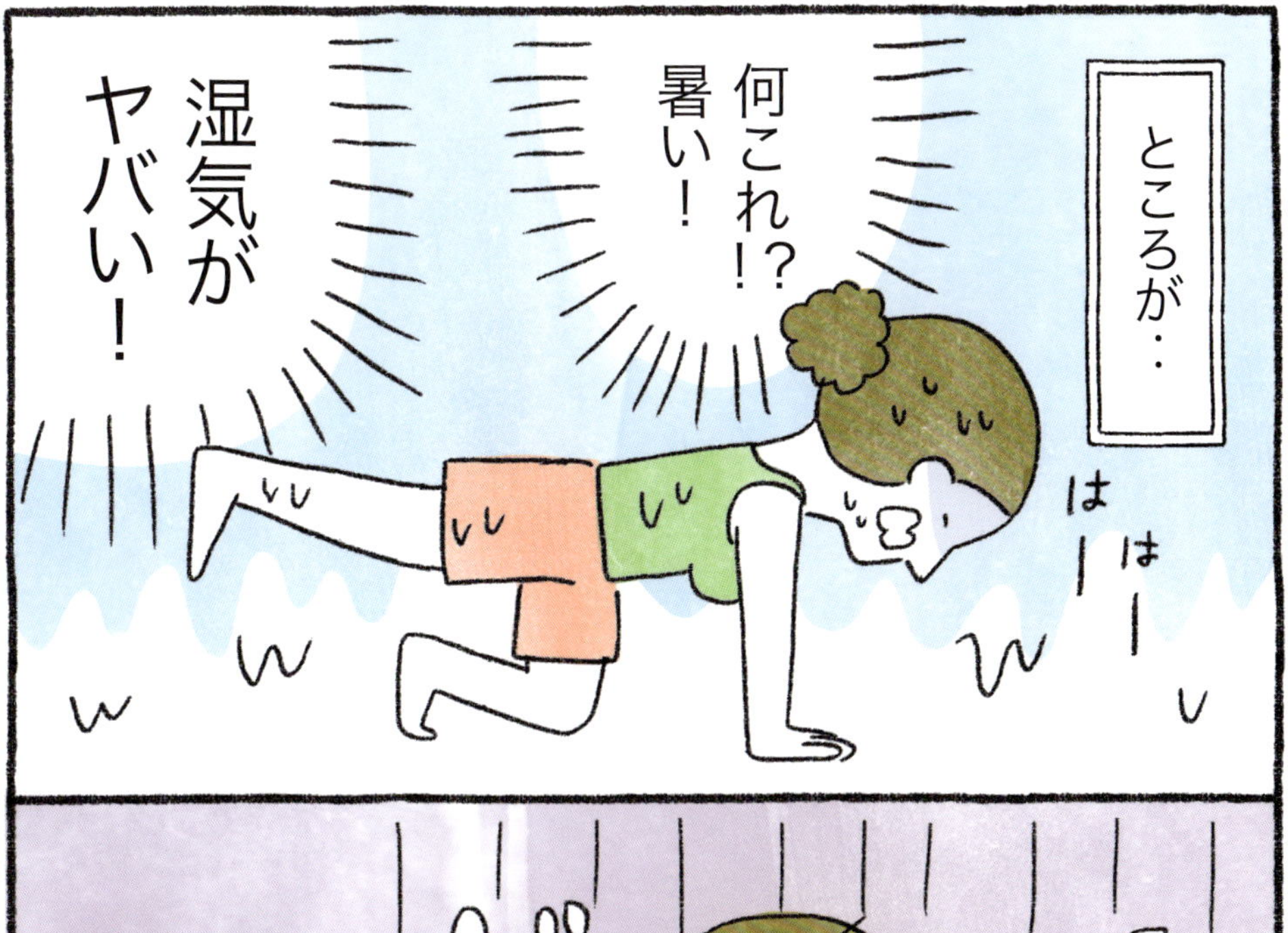
ところが・・
何これ!? 暑い!
湿気がヤバい!
はーはー
ずーん
気分わるい…
吐きそう…
大丈夫ですかー?
毛布

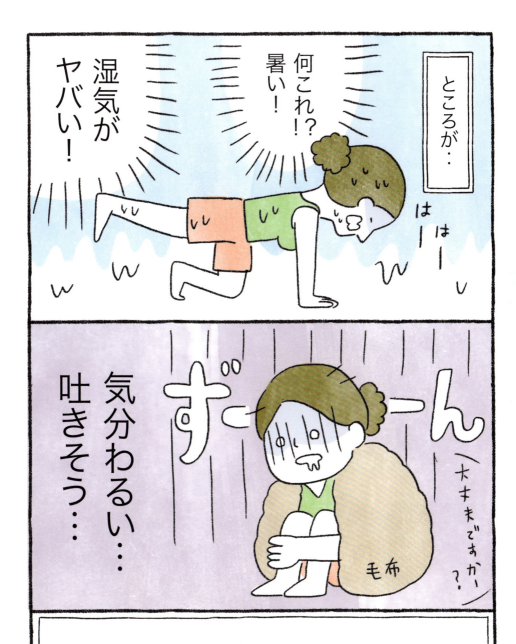

ふだんからエクササイズに慣れている人ならともかく
そうでない人にはホットヨガは危険です

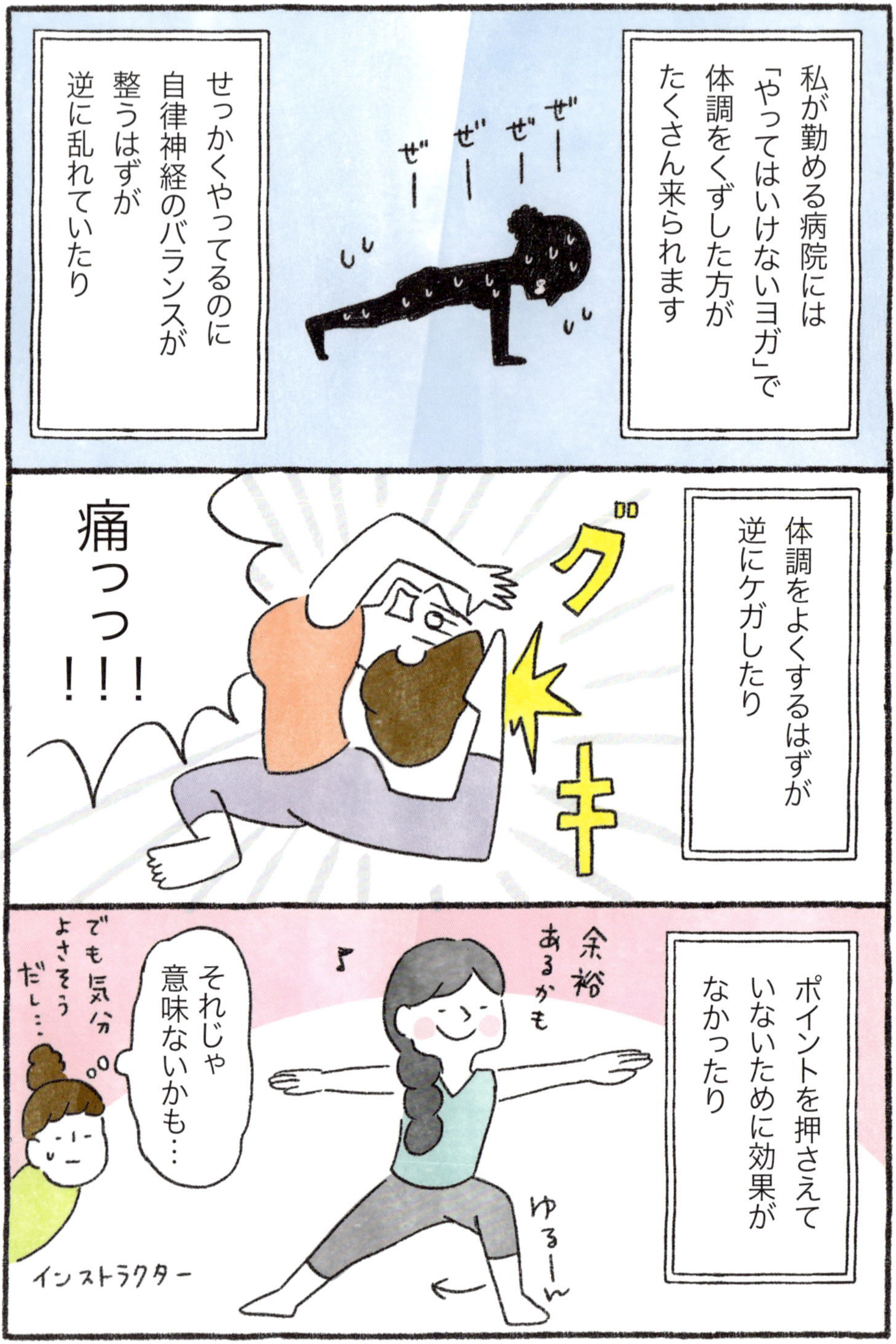

私が勤める病院には「やってはいけないヨガ」で体調をくずした方がたくさん来られます
ぜー ぜー ぜー
せっかくやってるのに自律神経のバランスが整うはずが逆に乱れていたり
体調をよくするはずが逆にケガしたり
グキッ
痛っっ!!!
ポイントを押さえていないために効果がなかったり
余裕あるかも
ゆるーん
それじゃ意味ないかも…
でも気分よさそうだし…
インストラクター

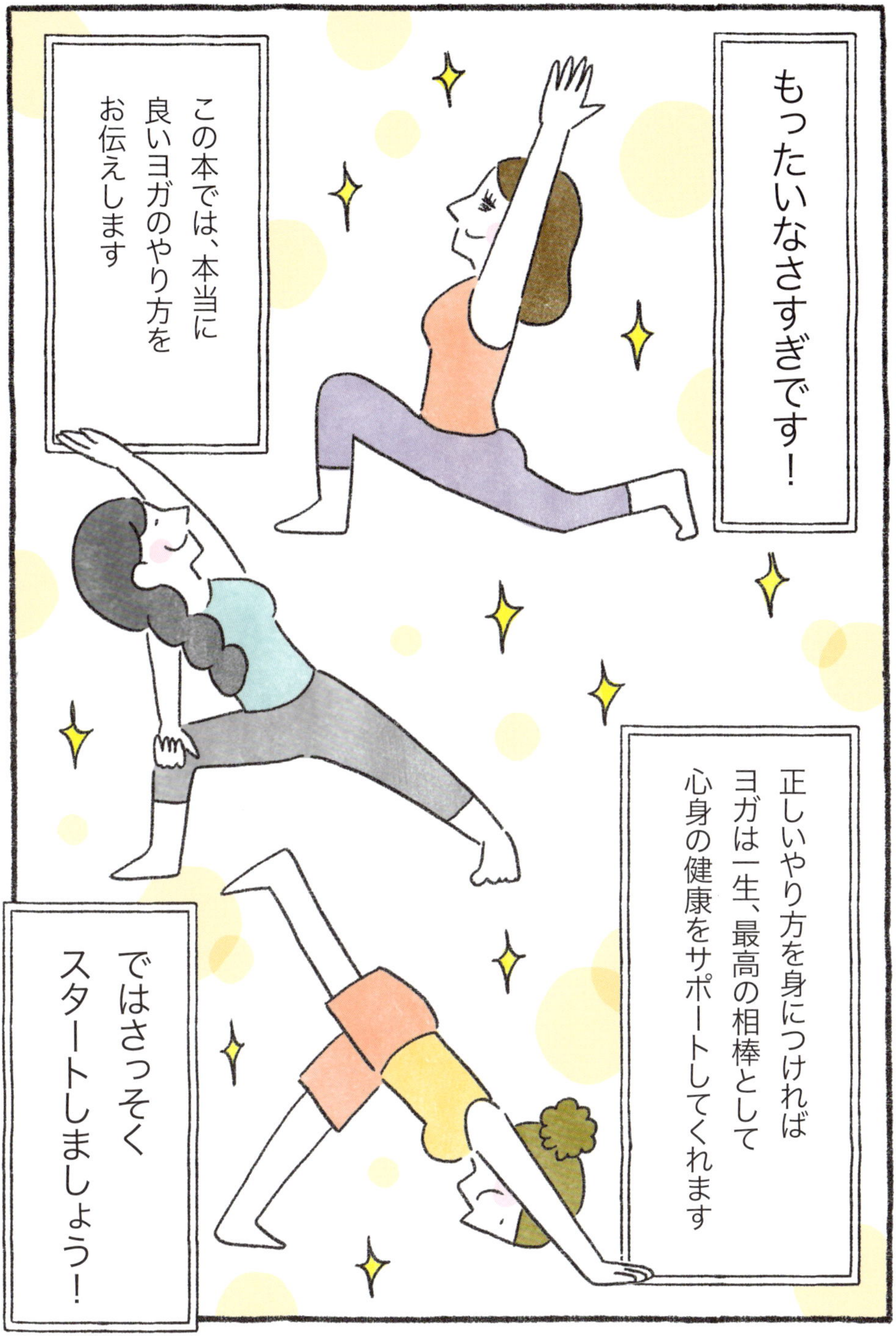
もったいなさすぎです！
この本では、本当に良いヨガのやり方をお伝えします
正しいやり方を身につければヨガは一生、最高の相棒として心身の健康をサポートしてくれます
ではさっそくスタートしましょう！

目次

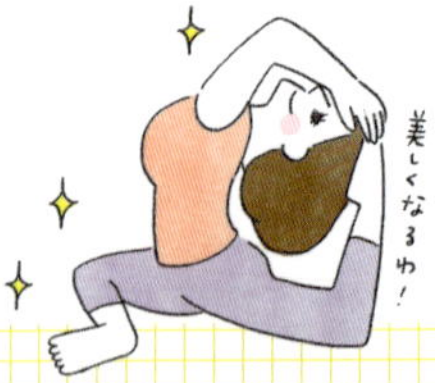

Part 5 正しいやり方をすると出てくる効果

Part 6 ウォームアップに欠かせない「筋膜ヨガ」

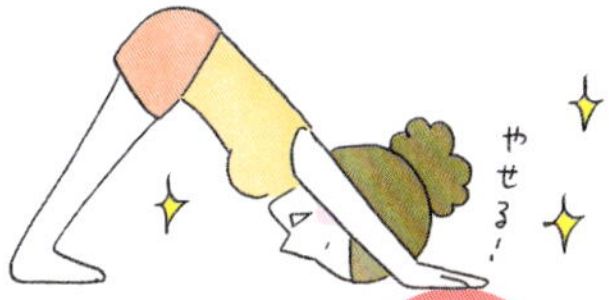

Part 7 太陽礼拝とクールダウン

Part 8 症状別 効果があがるヨガの実践

Part 9 目的別 効果があがるヨガの実践

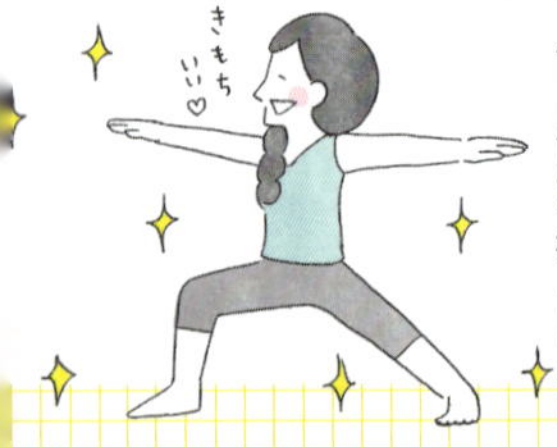

はじめに

ヨガは心と体に良い。でも、やり方を間違えると…

「宇宙酔い」――わたくしの米国留学時代の研究テーマです。NASA（米国航空宇宙局）から研究費を頂いていました。

宇宙酔いも地上の乗り物酔いも、自律神経がものすごく不安定になります。そのために自律神経に関する研究をしていました。

そのおかげで、ヨガが自律神経を安定な状態へと調節することが分かったのです。

ただし、ヨガならどんなものでも、どんなやり方でもいいというわけではありません。むしろ最近、ヨガがすごい勢いでブームになったためか、間違ったイメージややり方まで広まっています。正しいやり方を皆さんに知っていただき、心身ともに健康になってほしいという思いから、この本を書きました。

ヨガはいまや世界的なブームとなっています。

米国では1500万人以上がヨガをやっていると言われており、日本でもついに500万人を超える勢いで爆発的な人気になっています。モデルや女優の方々がヨガをしている姿がテレビや雑誌で紹介されることは珍しくありませんし、コマーシャルにもヨガのポーズをしている姿がよく出てきます。

日本でヨガが流行り始めたのは10年以上前です。

きっかけは（米国の）マドンナだと言われています。彼女は大人気を手にしたあと、精神的にも肉体的にも限界を超えて心身ともにどん底に陥ったそうです。そこから復活してまた表舞台に返り咲いたきっかけがヨガだったのです。

こうして米国のモデル、歌手、セレブ達がやり始め、影響が日本にも及んで流行り始めたのです。

体を動かすエクササイズのことをヨガだと思いがちですが、実はきちんとした定義があります。

「ヨガとは、心の揺《ゆ》れを穏《おだ》やかにすることである」（『ヨガ・スートラ』第2章第1節）

わたくしは、この定義を「心のやじろべえ」に例えます。

多くの人のやじろべえの腕は短く、ちょっと風が吹くだけでカタカタと小刻みに揺れてしまいます。ちょっとしたことでイライラしたり不安になったり……思い当たる方も多いかもしれません。この腕をできるだけ長くして、少々のことでは揺れず、揺れるとしてもゆっくりと揺れるようにするのがヨガなのです。

……少し抽象的でわかりにくかったかもしれません。この後のそれぞれの章で具体的に説明していきますので、ここでは「ヨガってそういうイメージのものなんだ」ととらえていただければ十分です。

「少々のことでは揺れず、揺れるとしてもゆっくり小刻みに揺れる心（と体）」があれば、とかくストレスの多い現代をしなやかに強く生きていくことができます。ヨガがブームを超えて定着しつつあるのには、こういう時代のニーズがあるのでしょう。

さて、ヨガは心と体をそういう状態にしていくための方法としてとても有効なのですが、大きく分けて3つの柱からできています。

1つめが、皆さんが興味を持たれている、体を動かすこと、つまりヨガのポーズをとることです（ヨガではポーズのことをアーサナと言います）。

2つめが、呼吸法です。

そして3つめが、メディテーション（瞑想）です。

この3本柱をトータルでヨガと言います。体を動かすことはヨガの一部というわけです。

ところで、皆さんがメディアなどで目にするヨガというと、すごく体が柔らかいキレイな女性が体を折り曲げていたり、ありえない姿勢でバランスをとっている、といったイメージがあるかもしれません。そこから、

「ヨガは体が柔らかくないとできない」とか、

「普通の人より柔らかいくらいじゃなければ、やっちゃいけない」

というイメージを持っている人もたくさんいるようですが、これは誤解です。

体の柔らかさとヨガができる・できない、ましてやっていい・悪いはまったく関係ありません。

ヨガをやり続けた結果として、体と心は柔らかくなるでしょう。しかしそれはあくまでも結果です。体の柔らかさをヨガをやる条件と考えたり、体を柔らかくすることだけを目的にすると、さきほどのヨガの定義から次第に外れていくのです。これこそヨガがブームになるとともに広まってしまった、間違ったイメージの代表的なものです。

実はわたくしも偉そうなことは言えません。自宅でいきなり難しいポーズをやった結果、大ケガをして入院し、緊急で手術までした苦い経験があるからです。

もうひとつ、呼吸を意識しないで体を動かすのも、ヨガとはいえません。

ヨガスタジオでのレッスンでは、多くのインストラクターが「呼吸を意識しましょう」と言います。しかし、とくに初心者の方は、ついつい「ポースを正しくできているか」のほうに意識が集中してしまい、呼吸に意識が行かなくなりがちです。ポーズは目に見えますが、呼吸は見えないから、ということもあるでしょう。

しかしこれは非常にもったいないことなのです。後でくわしくお話ししますが、呼吸を意識したヨガは自律神経を安定させることができます。自律神経が安定になると、精神的にも落ち着いてきます。正しいヨガを継続的にやると、心と体の双方が良いバランスを取り、安定したサイクルを作り出します。

こうしてストレス対策にもつながり、睡眠障害や不安障害も緩和でき、さらには免疫機能もアップし、代謝も向上することでダイエットや美容にも効果が出てきます。

ただ、このようなプラスのサイクルになるためには、「体に負担のない正しいヨガであれば」という条件が付きます。

体に負担をかけすぎたヨガをやると、逆に負のサイクルに陥ります。肌が荒れてきたり、疲れやすくなったり、イライラしたり、不眠になったり、免疫機能も落ちてきて風邪をひきやすくなり、思わぬケガをしたり、精神的にも落ち込んできます。これこそ最ももったいなく、危険な「やってはいけないヨガ」なのです。

では、どのようなヨガが、体に負担をかけすぎてしまうのか
いかに無理のない方法でヨガのポーズをとったらいいのか
どのようなポーズなら、体の症状を緩和できるのか
……この本では、さまざまな視点から体と心にヨガならではのいい効果が得られること
を目指して、皆さんと一緒に考えていきたいと思っています。

そのやり方では
自律神経が乱れます

Part 1

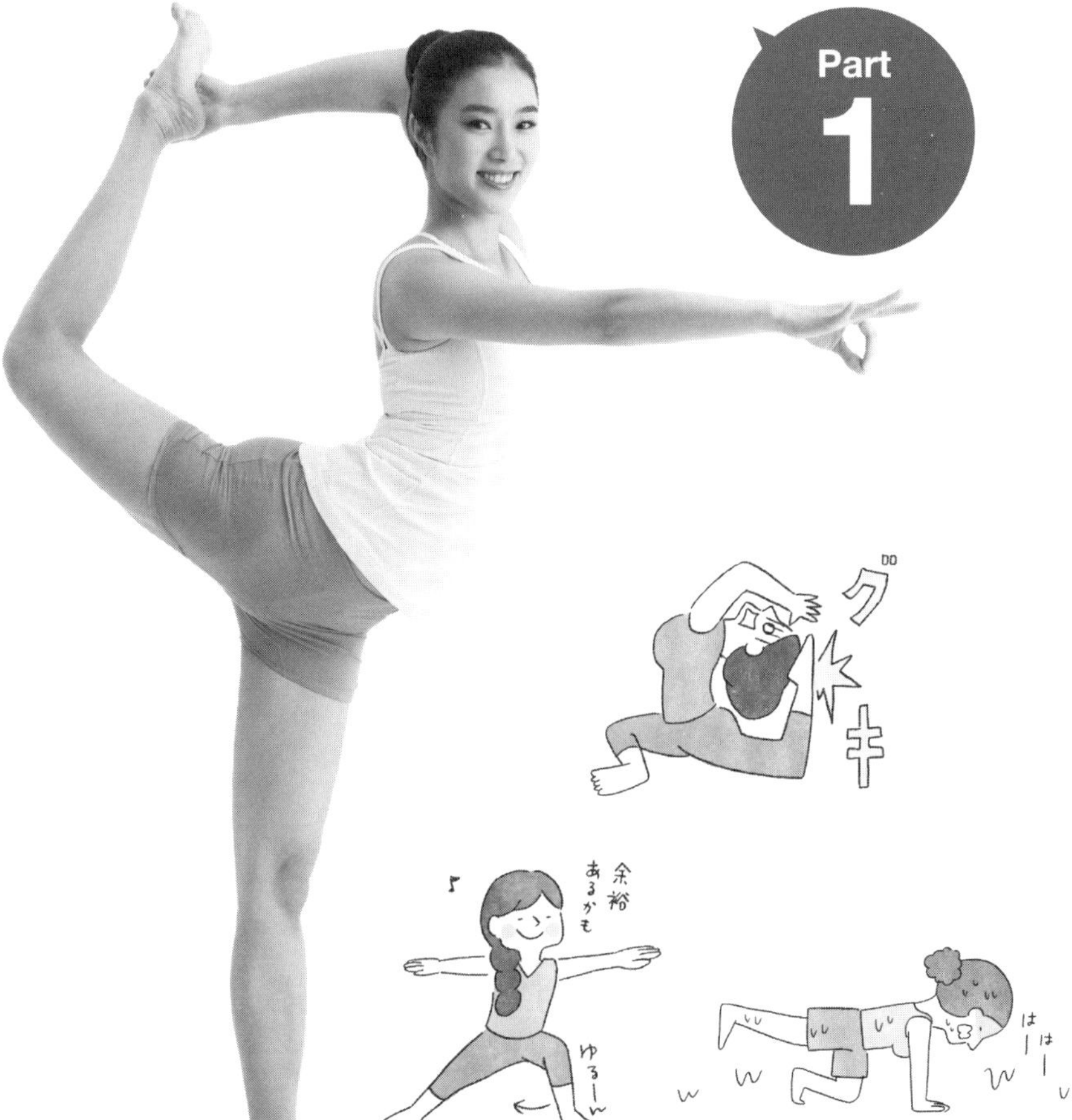

1 やってはいけない「ヨガをやる環境」

ヨガは、修行でないかぎり、どのような場所でやっても問題ありません。

ただし苦しさや不快さがある環境は避けましょう。

実際にあった話ですが、8月の炎天下の公園で、いわゆる「外ヨガ」をして熱中症になり病院に運ばれた女性がいました。外ヨガは気持ちよさそうですが、無理すると急激に脱水状態になります。そのまま頑張りすぎると、頭痛や吐き気から容易に熱中症になるのです。

もちろん、夏でも朝早い時刻で、日差しも強くなく、気温も湿度も上がらない時間帯や、涼しくなる夕方であれば、外ヨガはすがすがしい気持ちになり気分転換にもなります。

大勢でやると、「盆踊り効果」がさらに出てきます。盆踊りを一人で家の中でやっても面白くないから長続きしませんが、大勢でやると楽しいので何度でもできますね。これをわたくしは盆踊り効果と呼んでいます。

ヨガも、自宅でコツコツやるのも良いことですが、ときにはヨガスタジオやジムで他の参加者と一緒にやると、「盆踊り効果」が出て楽しくできます。

ホットヨガは心身によい？

ホットヨガは全国のどの地域でも見られるようになりました。最初のヨガ体験は常温ではなくホットヨガだという人の方がむしろ多いかもしれません。

しかし実は、医学的に気をつけなければならない点がいくつもあるのです。わたくしはホットヨガを初体験したとき、自分に自律神経の測定装置をつけて臨んだのですが、驚くべきことが分かりました。自律神経の異常な興奮が、ホットヨガの最中だけでなく、終わった後もなかなかおさまらなかったのです。

普通の環境で行うヨガでは、ピークポーズ（1回のレッスンの中で運動強度がもっとも高いポーズ）の後にクールダウンのポーズに入り、少しずつ交感神経の興奮が下がり、最後にシャヴァ・アーサナ（写真）をすることで副交感神経が優位となり、心も体もリラックスします。ヨガの後すぐに飲食ができます。何にも問題が起こりません。

ところがホットヨガではシャヴァ・アーサナの後も交感神経の興

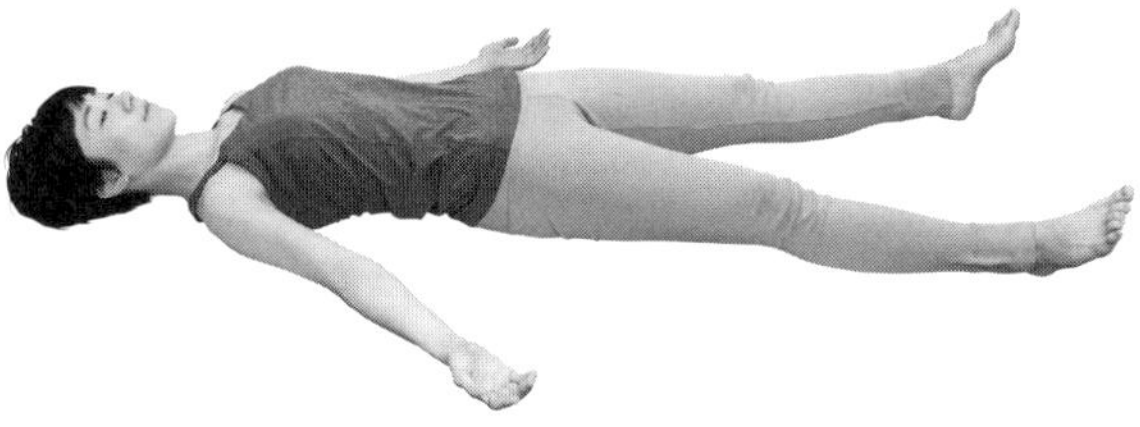

シャヴァ・アーサナ

奮がおさまらず、なんと1~2時間も興奮状態が続くのです。その間、消化管の運動は低下しています。この状態で食事をすると消化も吸収も悪くなり、無理に食べると腹痛や下痢を起こします。良心的なホットヨガのインストラクターは、「ホットヨガの後2時間くらいは食事を避けて下さい」と告げます。それは医学的に正しいのです。

ホットヨガの後は、数時間は興奮している脳波が出続けます。夜にホットヨガをやると、人によっては睡眠障害を起こすことが考えられるのです。

わたくしはうつ病の患者さんの入院施設でヨガを教えて10年近くになりますが、いままでに数名のホットヨガのインストラクターが入院していました。週に何時間もやるインストラクターにとって、ホットヨガは過酷な環境なのです。

インストラクターでなくても(一般の方でも)、自律神経が不安定な人や運動習慣のない人が頻回にホットヨガをやると、体と心に大きな負担をかけることになりかねません。人によっては、イライラしたり、怒りやすくなったり、他人に当たり散らす傾向が出てきます。

耳の不快な症状も出現することが知られています。ホットヨガの最中や終わった後に、自分の声が耳の中で響いたり、耳の中が圧迫される感じがしたり、耳の中が詰まった感じがしたりします。難聴やめまいが起こることもあります。急激な脱水、熱中症、自律神経の不安定が起こるからです。

先日、化学物質過敏症の患者さんがホットヨガをやったら、室内に入ると同時にアロマオイルの匂いと異臭に気がつきました。動き始めると咳が出始め、後半には呼吸困難になるほど咳込みで、途中で退室したそうです。なぜでしょうか？

ホットヨガの室内環境は、室温30度以上で、湿度は50％以上です。レッスンが始まると部屋を閉めきるのでさらに高温多湿になります。これはお盆の頃、真夏の屋外と同じ環境です。カビやばい菌が確実に増殖します。消毒をしないでいると、壁や天井やロールカーテンでもカビやばい菌が増えてしまいます。そのために塩素や銀製剤での消毒が必須となります。

喘息《ぜんそく》発作をお持ちの患者さんも、ホットヨガの環境は要注意です。気道粘膜への刺激と自律神経への負担が大きいからです。

もちろん、ランニング、ジムのトレーニング、水泳などですでに汗を流すことに慣れている人や、普段から運動習慣のある人、体力に自信のある人は、ホットヨガで問題になることはありません。むしろ汗だくになることで爽快な気持ちを得られる人がいるのも事実です。

大切なのは、ホットヨガは心身にかなりの負担をかけ、人によっては自律神経が不安定になり、その結果、多彩な症状が出るため、十分に気をつけるべきだということです。

どんな環境がよいのか？（場所、匂い、音など）

温度・湿度・明るさ

古代ヨガの教典には、ヨガをするにあたって、長い時間安定して座っていられる環境にすることが大切であると述べられています。暑すぎたり寒すぎたり、湿気が高すぎたり乾燥していたりという環境はNGです。体にも心にも、大きな負担のない環境でやるのが理想的です。

ヨガをやる部屋も、雑然といろいろなモノが置いてあって心が落ち着かない場所より、整理整頓されていて、色もシックな感じがよいでしょう。明るすぎたり暗すぎるのも避けましょう（シャヴァ・アーサナでは、照明を薄暗くできることが理想となります）。

まとめると、空調があり、照明も光量も調節でき、明るすぎず暗すぎず、落ち着いたところが良いということになります。ヨガスタジオはこうした条件を満たす環境を整えています。

とはいえ、これはあくまでも理想です。室温が調整できなければ、服装で調整すればよいのです。暑いときには薄着にし、寒いときには厚着にする。湿度が高めなら放湿機能のあるウェアにする。明るい場所でのシャヴァ・アーサナではアイマスクやハンドタオルで顔を覆って遮光するなどの工夫で、自由に自己管理できます。

香り

人によっては、アロマオイルで癒やされる人もいます。アロマオイルの香りは直接に自律神経に働きかけます。心地よいと感じられれば自律神経は安定しますが、不快と感じてしまえば逆効果になります。適量で適切な配分が大切になります。

香りの感じ方はかなり個人差がありますから、他の人がいる場合は注意しましょう。

化学物質過敏症の人はアロマオイルでも咳発作を起こすし、喘息の人も具合が悪くなることがあります。

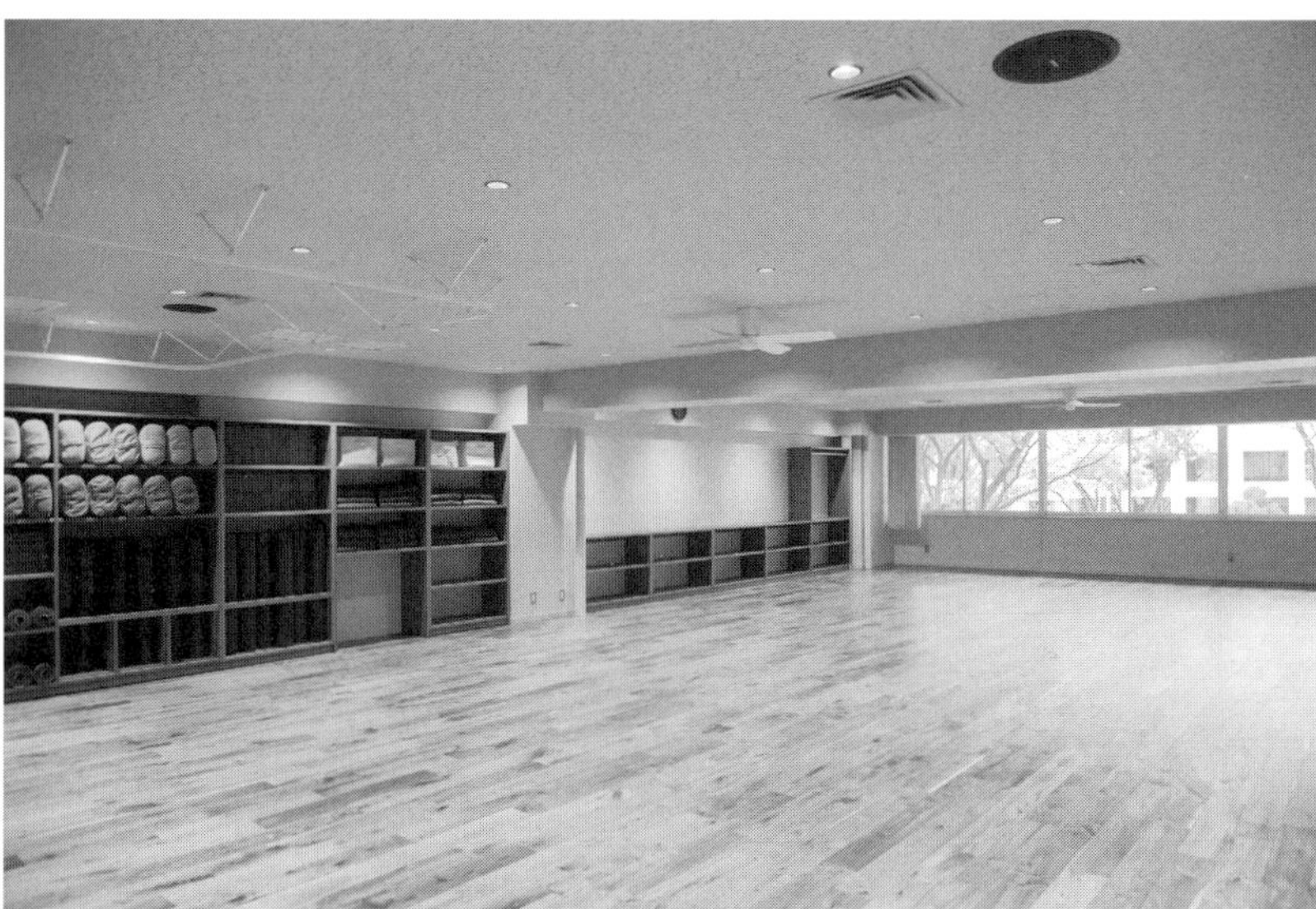

ヨガは環境が大事（スタジオ・ヨギー 新宿WEST）

音

集中を妨げるような外部の音が室内に入らないようにしましょう。

ＮＧの最たるものはスマホやケータイの音です。ヨガスタジオでもジムでも自宅でもＮＧです。ヨガの最中は機内モードにするか電源をオフにして、ヨガに集中することが大原則です。機内モードや電源オフにしていても、アラームをセットしたままにして音を鳴らしてしまう例を見かけます。周囲に迷惑をかけないためにも、レッスン前にチェックする習慣をつけたいところです。

わたくしが病院内で患者さんとしている院内ヨガでは、廊下の物音が入ってくるため、ヨガ的なＢＧＭをかけて外の音をかき消す工夫をしています。

自宅でやるときのポイント

ヨガスタジオのレッスンは普通、1回1時間以上です。ウォームアップからしだいに強度を上げていきピークポーズに至り、ゆるやかにクールダウンしていき最後にシャヴァ・アーサナで終わるという流れなので、このくらいの時間になります。

自宅でやる場合には、1時間以上のフルコースでなくても、この本で紹介している

ウォームアップ

太陽礼拝3回

1つの症状のポイントとなるポーズ

クールダウン

――を、一連の流れで行うことで、短時間で体と心がリセットできます。

ママヨガ・キッズヨガ

最近では、ママヨガとかキッズヨガと称して、お子さんと一緒にヨガができるスタジオがあります。他の家族と一緒にできるのでヨガ友ファミリーができ、とてもアットホームな雰囲気を感じ取れます。

鏡

壁に鏡が張られている環境はどうでしょう?

いかにもヨガスタジオらしく思えるかもしれません。後でくわしく説明しますが、鏡があるとどうしても他人が気になります。映っている自分も気になりますし、他人と比較する自分が出てきて気が散るので集中力の低下にもなります。

自律神経も落ち着きません。できれば鏡はない方がよいです。

わたくしの院内ヨガは、リハビリテーション科の部屋を利用させていただいているので、一面だけが鏡になっています。極力その方を向かなくていいように工夫したり、鏡に面するときにはあえて自分のポーズを見てもらって自己調整の機会とするなど、「他人と比べる自分」がなるべく出てこないようにしています。

2 やってはいけない「時間帯と回数」

伝統的には、ヨガをやる時間帯は太陽が昇る早朝か日没前です。しかし、忙しい現代社会で、毎日のように常にこの時間帯でやるのは困難です。

やりやすい時間にやるということで良いのですが、どの時間帯であっても、できるだけ定期的にすることが自律神経を安定させ、体と心に健康をもたらすのです。

朝――「後屈系」で交感神経を目覚めさせよう

朝はこれから交感神経にスイッチを入れて活動モードに入らなければなりません。そのため交感神経が活発になるポーズを積極的にとるのがおすすめです。

それは後屈系《こうくつけい》、つまり体を反らせるポーズです。後屈系のポーズをすると交感神経が活発に働きます。自律神経の測定装置を用いてみると明らかに交感神経は活性化するのが分かります（逆に言えば、前屈系のポーズばかりだと活動モードに入れなくなります）。

なぜなら、交感神経には皮膚に圧をかけたり皮膚が伸びれば伸びるほど、興奮する反射があるからです。

人間の背骨は必ず背中のすぐ内側にあります。このため前屈しても背中の皮膚は少ししか伸びませんが、後屈するとお腹側の皮膚は大きく伸びます。そのために、後屈系をやると前屈系より交感神経をさらに活性化できるのです。

ちなみに、交感神経の活性度の順は、後屈系＞側屈系＞前屈系で、これにねじりをいれるとさらに皮膚は伸びて交感神経は活性化します。

自律神経は原則的に自分の意志ではコントロールできませんが、このようにヨガのポーズの組み合わせで自在に動かすことができるのです。

夜――前屈系を多めに

夜は、体も心もリラックスモードに入ることが大切ですから、副交感神経が優位になるポーズが必要になります。

それは前屈系のポーズとシャヴァ・アーサナです。朝とは逆になるわけです。

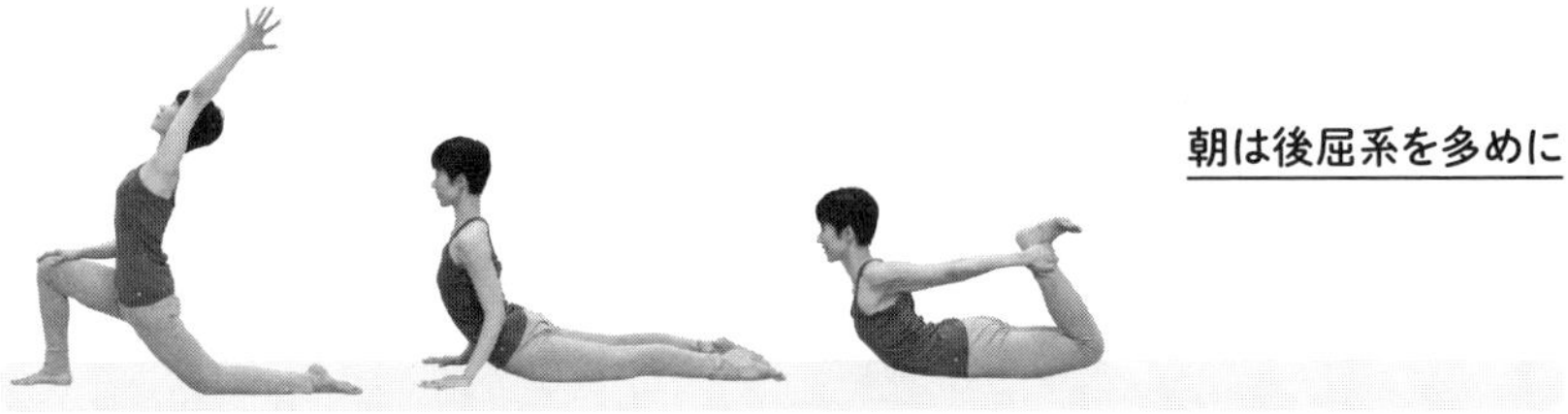

朝は後屈系を多めに

「日中ずっとデスクワークだから肩がこるし背中も丸まっちゃう。夜にできるだけ反らせてリセットしなきゃ」

と、お風呂あがりとか寝る前に後屈系をたくさんやっている人、いませんか？

もちろん後屈系をやるのも良いことですが、それがメインになると交感神経を刺激して寝つきが悪くなったり睡眠の質を妨げる危険があることは、ぜひ気に留めておいてください。

自律神経のしくみとして、最初に後屈系のポーズをして刺激を与えると、そのあと副交感神経が活性化しやすくなります。前屈系ばかりやるよりも、このほうが効果的です（Part8の「8」参照）。

このポイントを押さえたうえで、夜は前屈系のポーズを積極的に多くしましょう。シャヴァ・アーサナの時間を長めにとると体も心もリラックスモードに入れます。

週に何回やるといい？

ヨガは、慣れるまでは週に1回くらいから始めると良いと思

夜は前屈系を多めに

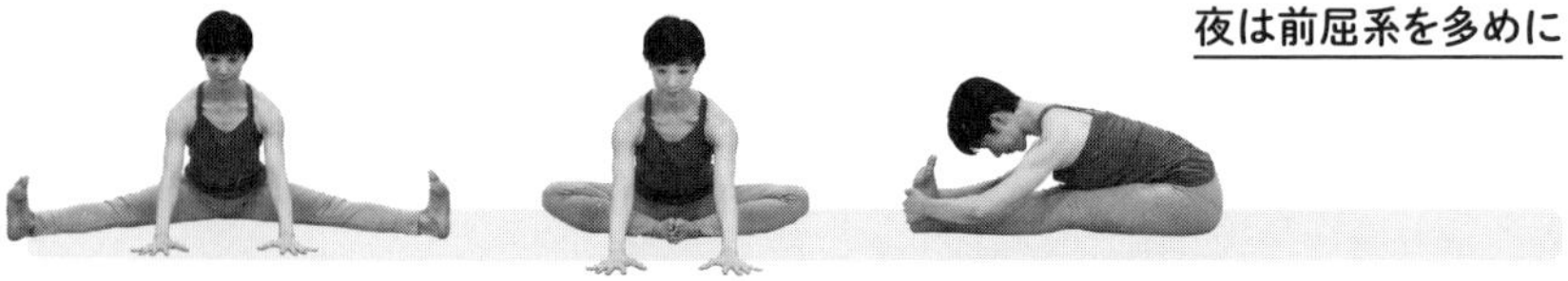

いきなり毎日のようにやるとケガの原因になりますし、飽きてしまいます。慣れてきたら、ヨガスタジオやジムに週に2回、理想は3回くらい通うと、体の変化や、自分で思い込んでいたポーズの間違いに気がつくはずです。

1カ月以上間隔をあけてしまうと、以前の状態にはすぐには戻せません。無理しないで少しずつ戻すことが大切です。

「はじめに」でふれましたが、体を動かすことだけが「ヨガ」ではありません。体を動かすこと、呼吸法、メディテーションの3つが「ヨガの3本柱」です。なのでぜひ、体を動かすことだけでなくメディテーションも行っていただきたいとわたくしは思っています。

メディテーションの頻度は、また別です。可能であればできるだけ毎日、同じ時間帯で定期的にやる方が、長く、深くできるようになります。

メディテーションは、毎日5分でも効果が出てきます。次第にその時間をのばし、最低20分以上を目標にすると良いでしょう。

3 呼吸に意識を！

ヨガをやるときに大切なのは、呼吸を意識することです。自分の意志で自律神経にアクセスできるからです。逆にいえば、呼吸を意識しないと自律神経が不安定になり、体も心も不安定になってしまうのです。

ヨガでの呼吸には、３つのポイントがあります。

①鼻から吸い、鼻から吐く。

②吸う時間の2倍の時間をかけて吐く。

仕事で緊張が続いた後など、呼吸が浅くなりがちです。浅い呼吸は交感神経が常に興奮している状態で、疲れやすくイライラしやすくなり、肩こり・首こりも招きます。気がついたら意識してコントロールしましょう。

理想的には、吸う時間を1、止める時間（クンバカと言います）を1、吐く時間を2とするのがよいです（ただしクンバカは慣れるまではかえって緊張します。リラックスしてできるようになるまでには数カ月とか半年かかります）。

③腹式呼吸で行います。お腹をふくらませるように吸い、へこむように吐きます。ただし、後屈系のポーズでは胸式呼吸でかまいません。

そのやり方では
ケガします！

Part
2

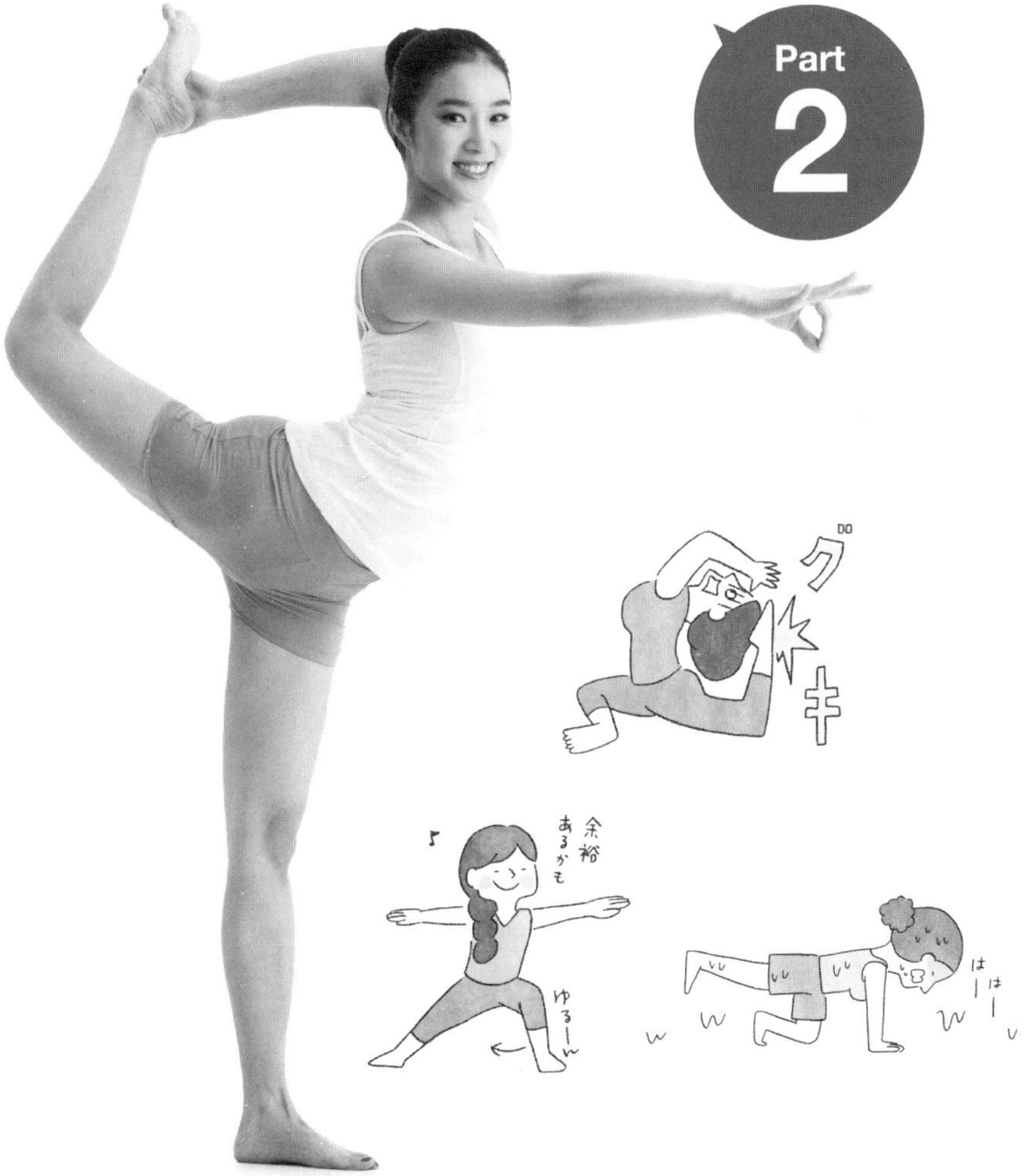

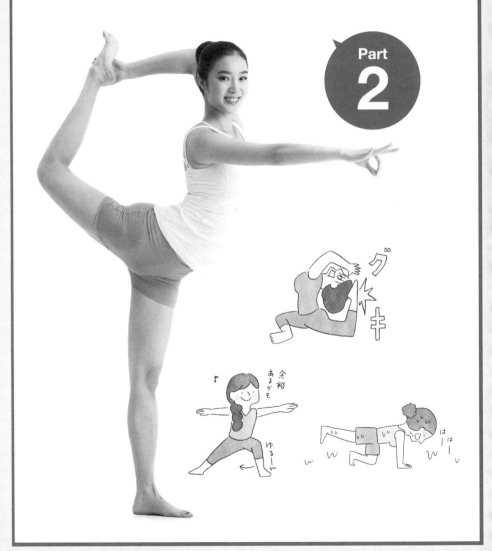

ウォームアップの大切さ

お恥ずかしい話ですが、かなり前に、自宅でヨガのポーズ中に大ケガをしてしまいました。激痛がとれず、入院して緊急の手術となりました。

理由はいたって簡単です。ウォームアップもせずに、いきなり難しいピークポーズをしたため股関節を痛めたのです。

私はそれまでにヨガスタジオでこのポーズを何十回も行っていましたが、何も問題は起こりませんでした。スタジオではケガはしにくいのです。ウォームアップから少しずつ体を慣らしていき、無理なくピークポーズに至るからです。

この大ケガはとても良い戒めとなりました。

ヨガを始める時には、必ずウォームアップすることがケガの予防になるのです。

意外に知られていないことですが、ヨガはケガをしやすいのです。

わたくしは知り合いの整形外科医にヨガで痛めた患者さんを紹介するのですが、彼いわく、「ヨガのケガは、まるで柔道でケガするのと同じ部位を痛める」。

ヨガで痛める場所が、股関節だけでなく、ひざ、肩、手足の関節などに多く、まるで柔道の練習や試合でケガしたみたいだというのです。

柔道は相手によってケガすることが多いのですが、ヨガはすべて自分で起こしたケガです。原因には多くの要素がからんでいますが、予防が可能です。それがウォームアップです。


この本でおすすめしているウォームアップは、筋膜《きんまく》を伸ばすヨガのポーズです。

筋膜が伸びると筋肉や関節の可動域が広がり、ケガを起こしにくくします。

これらは簡単なポーズですが、ぜひ筋膜が伸びる状態にしてから本格的なヨガのポーズに入ってください。

「人と比べる」がケガのもと

人は皆それぞれの個性があります。一人として同じ人はいません。生まれた日も場所も違うだけではなく、身長も体重も仕事も性別も違います。筋肉の動きも関節の動きも、皆さんは、全員が異なります。


わたくしは自分のヨガのクラスでよく言う表現があります。

「ヨガのクラスはシンクロナイズドスイミングではない！」ということです。すべてのポーズを同じタイミングで同じ格好でする必要はありません。それは不可能です。

それを要求するヨガがあるとすれば、ヨガの本来の目的からずれています。ヨガは他人に見せるためでもなく、インストラクターのためでもありません。すべては自分のため、自分の体と心のためなのです。

できないポーズを無理にやるとケガをする

他人の動きを見て、できそうもないポーズを無理にすることで、体と心に負担をかけてしまい、関節や筋肉を痛め、ケガをする——実はよくあることなのです。

インストラクターが、「まわりの人と比較しないで下さい」と言うことがあります。心ある表現です。なぜなら、他人と比較すること自体が無意味だからです。

1つのポーズには、たくさんの段階を踏んだバリエーションがあります。「完成型」にもっていくまえに、いくつもの準備のポーズがあります。

たとえば鳩のポーズがその典型例です。「準備のポーズ」から始めて、体が少しずつ適応していけば、「完成型」へ近づくことができます。焦る必要はないし、「ねばならない思考」にとらわれる必要もありません。

ヨガは強制でやるものではありません。自分ができる範囲で少しずつトライしていけば良いのです。いきなり完成型をめざすのではなく、自分の心の自由が大切なのです。

「1つ足の鳩王のポーズI」の準備ポーズ

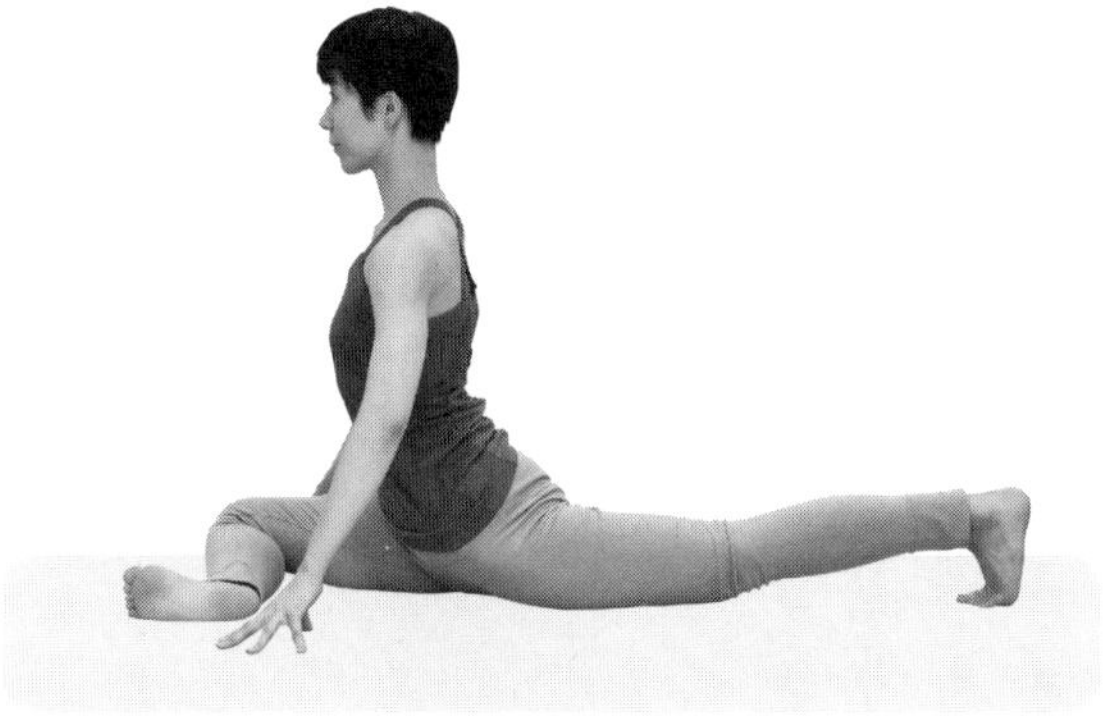

できる人は

「1つ足の鳩王のポーズI（完成型）」

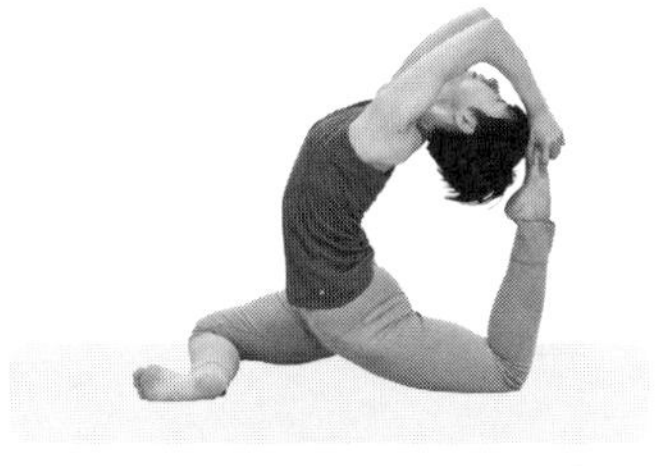

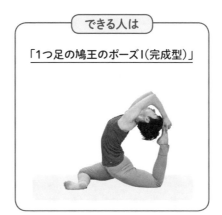

もっとハードに動きたいという人へ

ヨガには数多くの流派があります。日本だけでも200以上のさまざまな名前のついたヨガのスタイルがあります。その中にはリラックス系のヨガから、かなりの柔軟性と運動量を要するパワー系のヨガまであります。

わたくしの場合、最初に始めたヨガがこの高度な柔軟性と運動量を要求する流派でした。ここに落とし穴がありました。自分の体がまだかたく、体力もなく、十分についていけなかったのです。簡単に股関節とひざ関節を痛めてしまいました。

幸いにしてすぐに治りましたが、ヨガスタジオでやるときには、まずは受付の人やインストラクターによく相談しましょう。決して見栄をはってはいけません！　ヨガは意外にケガをするということをぜひお忘れなく！

体力に自信がある人が注意したいポイント

運動習慣があり、体が柔らかい人は、簡単なヨガではすぐに飽きを感じてしまいます。ところが、ヨガのポーズはいかようにでも強度を高めることが可能です。

ヨガに何を求めるかで、目標も変化していきます。

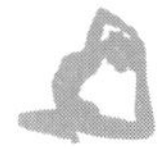

ヨガは有酸素運動です。体の心肺機能が上がります。確実に体力が向上します。

メディテーション系のヨガは心が安定します。

両者のヨガを組み合わせることで、自律神経も揺らぎが少なくなっていきます。

体力のある方が気をつけなければいけない点は、やはり難度の高いヨガにとらわれて、大ケガのリスクが上がることです。

ヨガで最も大切なのは自分への「気づき」です。これ以上無理をすると危ないという気づきが、ケガを予防することにつながるのです。

性別・年齢別の注意点

ヨガは世界中で若い女性を中心に流行っています。とくに30代がその過半数と言われています。仕事や家事に忙しいこの世代の女性が、美容のためのヨガに飛びつくのは当然の流れです。

しかし、ここにも大きな落とし穴があります。

たとえば、ホットヨガによる急激で無理なダイエットは、体と心に大きな負担をかけます。最終的には長続きできずに中途半端な状態になりがちです。ホットヨガのインストラクターの中には、なんと、逆に半年で10キロ以上も太った人もいます。

わたくしの体験ですが、普通のヨガでもダイエットは可能です。大切なのはヨガの回数です。

週1回では、ダイエット効果は、「やらないよりやった方がいい」程度です。

週2回になると少しだけ効果が出てきますが、目に見えて出てくるほどではありません。

週3回で、オーガニックな食材と食べ方に気配りをすれば、3カ月間で確実に目に見えてダイエット効果が出てきます。体年齢も若くなります。

理由はいくつもあります。

ヨガの有酸素運動で脂肪が効率的に燃焼し、体を支える大切な筋肉の活動が高まった結果、基礎代謝率が上がり、ますます体内の脂肪が燃焼します。

呼吸を意識することから、自律神経も心も安定してストレスが軽減し、やけ食いや間食が減ってきます。どのような年代でもこの傾向は起こります。

女性の場合、40代後半から50代前半は第2の人生ともいわれる更年期に入ります。この時期はホルモンバランスが崩れるだけでなく自律神経も不安定になり、人生のいろいろな出来事も重なります。子供の教育、親の介護、仕事上の責任の増加、人間関係の問題など、いろんな問題が同時並行で起こり、体にも心にも揺さぶりが起こる時期なのです。男性も不惑（40歳）から定年までの間、仕事上の責任がますます重くなり、プライベートでも、家庭、教育、介護の問題が山積する時期になります。

米国でヨガ人口が急速に増えているのは、若い女性だけでなく、中高年の男女が牽引役になっているからです。

ヨガはこの心身の揺れを抑える効果があります。その効果をあげるために、呼吸を意識することがもっとも大切になります。しかも決して無理をしないことです。

すでに日本は超高齢社会に突入しています。これからさらに高齢者の人口は急激に増加していきます。これからの時代は、病気や転倒などをしないように、健康維持や体力向上のためのシニアヨガが重要になるでしょう。

この本で取り上げるヨガのポーズは、

▽ウォームアップ
▽太陽礼拝
▽「症状別」あるいは「目的別」のピークポーズ（3〜4つ）
▽クールダウン

の組み合わせ次第で、あらゆる世代に応用できるものです。

体力がない人のポイント

ヨガにはさまざまなスタイルがあります。

体力に自信のない人には、リラックス系のヨガや椅子《いす》を利用した「チェア・ヨガ」などがあります。

ボルスター、ヨガブロック、ブランケットなどの道具を利用して無理のないポーズでヨガをする「リストラティブ・ヨガ」というものもあります。

わたくしが理事をさせていただいている「メディカル・ヨガ」には、体力のない方に向けて考案されたポーズがいくつもあります。ご興味のある方は、日本ヨガメディカル協会のホームページ（http://yoga-medical.org/）をご参照下さい。

バランス感覚がない人の場合

ヨガにはバランス感覚を必要とするポーズがいくつもあります。

バランスが悪いとどうしても他人と比較しがちです。バランス感覚を向上させるにはどうしたらよいのでしょう。

バランス感覚はいくつもの要素から構成されていますが、一番大きな要素が視覚です。見る点を一点に絞らないと揺れが起こります。床でも壁でも動かない一点を見続けるようにしましょう。

次に必要なのは、重力に逆らって体を支える筋力です。具体的には太い骨の周りの筋肉の力です。大腿四頭筋《だいたいしとうきん》、腸腰筋《ちょうようきん》、脊柱起立筋《せきちゅうきりつきん》などです。これらはヨガの基本ポーズで必ず鍛えられます。

さらに重要なのが、下半身の関節の柔らかい動きです。具体的には足指と足首とひざの関節の柔らかさです。筋膜ヨガのウォームアップはこれらを意識しています。

これらの動きを良くすると、上体の揺れのショックを吸収してくれます。

逆に足首の関節とひざの関節に力が入りすぎると上体の揺れが大きくなり、簡単に倒れてしまうのです。

内耳には体の揺れを感知するセンサーがあります。三半規管と耳石器《じせきき》です。このセンサーと、視覚、関節や筋肉の情報を脳の中でネットワークを作って統合します。この統合こそが最も大切なバランス感覚になります。

バランス感覚を良くするにはどうしたらよいでしょう？

実に簡単です。反復訓練をすることです。

何度もバランスのポーズをやり続けると、年齢に関係なくバランス感覚は向上してきます。若い人でも、年を重ねている人でも、継続は力になるのです。

たとえ内耳や脳に病気があっても、継続して反復運動することで、バランス感覚は取り戻せます。少々むずかしく言うと、脳内ネットワークの再構成で起こる統合力のなせる業ということになります。

柔らかすぎるのも危険？

シルク・ドゥ・ソレイユの人たちはとても柔らかなポーズで演技をしますね。

大半の人はトレーニングで体が柔らかくなりますが、約３千人に１人は、ある病気が原因で関節が過剰なほど曲がります。エーラス・ダンロス症候群という病気です。

この病気を持っている人は、関節の周りの筋力を鍛えないと、関節が容易に脱臼を起こし、脊椎《せきつい》ヘルニアを起こしやすいのです。関節周囲の筋力強化と体幹部の筋力強化が必須です。

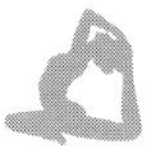

ケガした人や初心者は「イタ気持ちいい」の手前でとめる

「やってはいけないヨガ」の代表例の一つが、痛みを我慢してやり続けることです。

ケガした人や初心者は、ポーズをしていて痛みを感じたら、その時点ですぐにやめましょう。あるいは痛み始める直前の形まで体を戻しましょう。直前で止めても、20秒くらいキープすれば柔軟性はついてきます。

痛みは体からの危険信号です。体が危険な状態であることを教えてくれているのです。無視し続けると、本当の大ケガにつながります。

「イタ気持ちいいところを探しましょう」と言われた方もいるかもしれませんね。

しかし、これはケガをした人には間違いです。「イタ気持ちいい」とは、すでに痛みが少し出始めているからです。

とくにケガをしたことのある部位は、イタ気持ちいい感じが出る手前まで戻さなくてはいけません。ケガをした部分の「イタ気持ちいい」は、再発する危険信号だからです。

ごく一部の筋肉をのぞき、私たちの体の大半の筋肉には痛みの神経はありません。痛みが出てくるのは、筋肉をおおう筋膜や関節や靭帯です。これらが伸びすぎたり、歪みすぎたりすると、痛みで警告してくれるのです。

ご存じのように、ケガをすると、同じ場所をくり返すクセが出てきます。痛みが出てからでは手遅れになります。

ポーズで起こる「イタ気持ちいい」は、少しであれば動きをよくしてくれますが、我慢しすぎると、ケガのボーダーラインの既に「向こう側」に行ってしまっていることになります。「イタ気持ちいい少し手前」まで戻すことが、ケガの予防になります。

そのやり方では
効果が出ません

Part 3

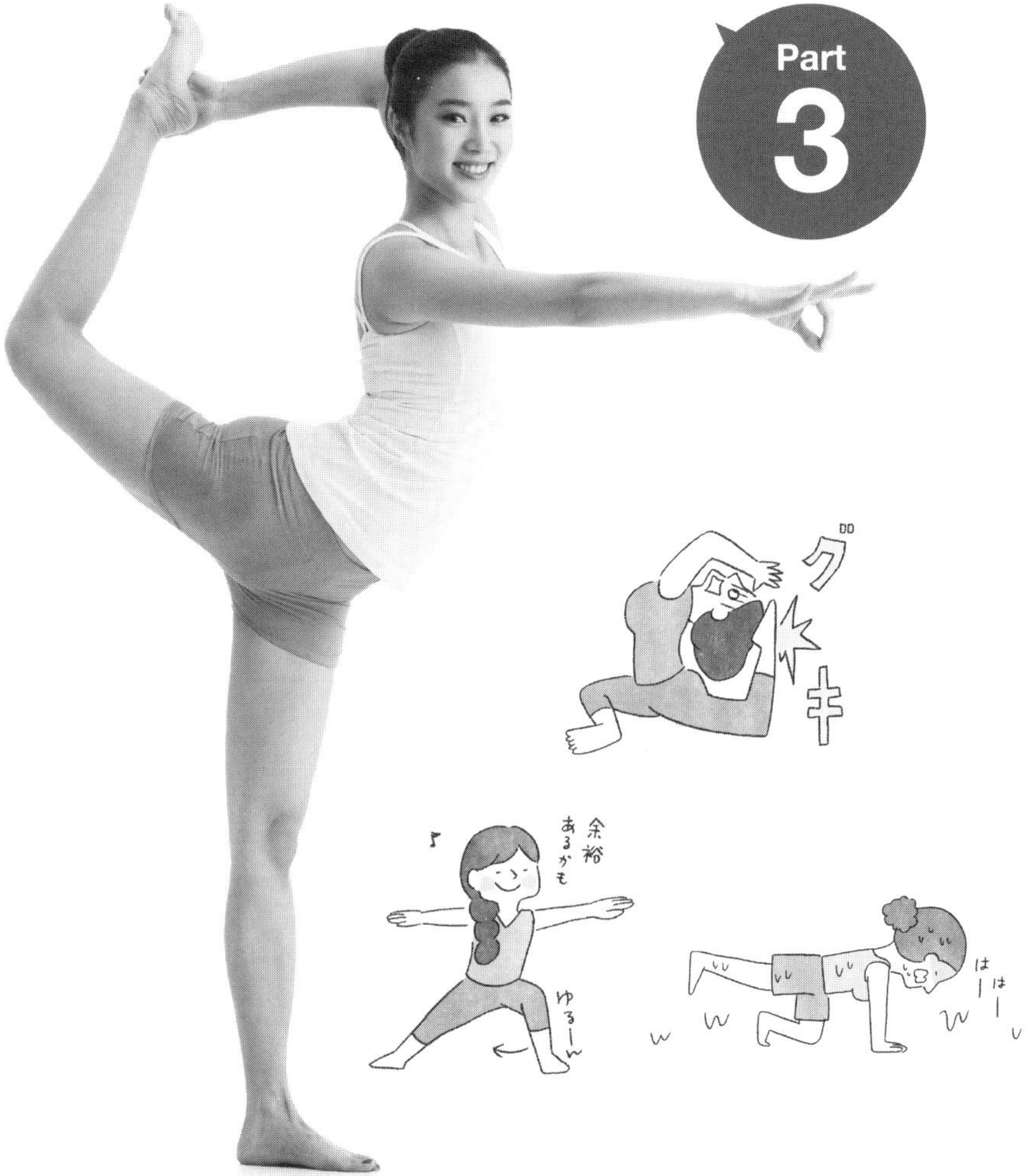

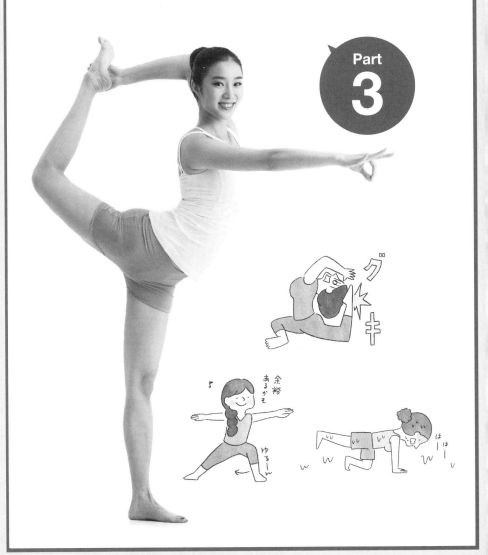

「DVDやネット動画を見ながら」の注意点

自宅でヨガのポーズが載っている本を見ながらする人は多いと思います。

わたくしもヨガをやり始めたときは、何冊も本を買い込んで自宅でやっていました。DVDをくり返し見ながらポーズを覚えたりもしましたし、数年前にはDVD付きのヨガの本も書きました。

その本にも書いていますが、自宅や出張先でやるヨガには落とし穴があります。やるポーズに偏りができてしまうということです。誰かの指示でなく、自分の意思だけでやると、どうしても好きなポーズばかりになったり、苦手なポーズを避けて自分ができるポーズばかりになりがちです。

さらに重要な問題も生じます。ポーズの途中で行うべき呼吸を忘れてしまい、吸って、吐いて、という自律神経の安定に働きかける呼吸のタイミングもズレてしまいます。

ポーズとポーズの合間も飛ばしてしまいます。

自律神経のリセットのために大切なシャヴァ・アーサナも短くしたり、省略しがちです。ヨガスタジオで60分から75分かけてやるヨガと同じ内容を、自宅や出張先でやると30分くらいで終わってしまうことがありますが、これが原因です。

このパターンが続くと次第に飽きてしまいます。

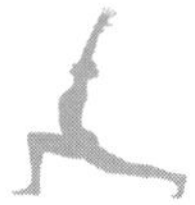

ヨガには後述するように、医学的にいくつもの効果があります。しかし1回で効果が出るというものではありません。月単位、半年単位、年単位で徐々に効果が出てくるのです。
ですから、飽きてやめてしまうのは、健康に対して、とってももったいないことです。
ポーズの偏りを防ぎ、呼吸を意識し、飽きを防ぐ意味も含め、できれば定期的にヨガスタジオやジムや公民館などに通うと良いと思います。盆踊り効果も出て楽しみも増えます。

「きき足側」ばかり長くやっているとケガの原因に

人間にはきき腕ときき足があります。

きき腕はご飯を食べるとき、お箸を握る腕です。きき足はサッカーで蹴る足です。

多くの人はきき腕もきき足も右側が多く、一般のハサミは右きき用に作られていますし、競技場で走者の走る方向も、フィギュアスケーターのジャンプで回転する方向も、上から見ると、きき足で蹴る方向になっています。

シンクロナイズドスイミング選手でも柔道選手でも、世界トップクラスの選手は、常に右脚で蹴る力が強いため、右側の筋肉群が異常に発育してしまうことがあります。これがケガの原因になり、腰痛や背部痛が持病となることは珍しくありません。

ヨガでも同じことが言えます。一人でやるとどうしても、きき足を使う方だけをやりたくなりますし、きき足の方を長くやる傾向が出てきてしまいます。

きき足だけをトレーニングすると、ますますそちら側の筋肉群が発育するので左右差がさらに強くなります。こうしてケガへの下地を作ってしまうわけです。

ヨガスタジオでは、必ず左右均等にします。左右の時間差もありません。自分のクセを調整する良い機会を得られるのです。

ヨガは、一つのポーズだけを取り出してやるものではありません。

ときどきテレビや雑誌などで、ポーズを一つだけ取り上げ「ヨガ特集」と紹介しているのを見かけますが、これはあくまでも「ヨガのたくさんある中の一つのポーズ」です。「DVDやネット動画を見ながら」やると、同じようなことが起こりがちです。憧れのポーズや気になる一つのポーズに固執して、それ以外のポーズをあまりやらないことになりがちです。ヨガをやった気になったり、すぐに飽きるという残念なことになります。

「一連のポーズの流れ」と「呼吸を意識」して初めてヨガは成立するのです。得意なポーズしかやらないと、前後だけとか左右だけとか、一方向の動きしかしていないことになります。これではその方向の動きだけが発育し、それ以外の動きが入るとケガをするということになりかねません。

この本では、いくつものポーズを紹介しています。Part8からは頭痛や肩こりなど、症状別に有効なポーズ（ピークポーズ）を紹介していますが、そのポーズだけしても意味はありません！　むしろケガにつながります。かえって不健康ですし危険です！

大事なことなのでくり返しになりますが、

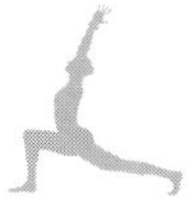

ウォームアップ
↓太陽礼拝
↓ピークポーズ
↓クールダウン
↓シャヴァ・アーサナ

——一連の流れと、呼吸を意識して、はじめて健全な運動になることを忘れないで下さい。

物足りなくなってきた人へ

自律神経が疲れ切っていて、体調がすぐれない患者さんにヨガをすすめたことがあります。勤務先に近いスタジオに通ううちに少しずつ体調が上がってきたのですが、物足りなくなったと言います。聞いてみると、スケジュールの都合で、ビギナー向けのクラスしか受けていませんでした。

こういうときこそ、勇気をふるってレベルアップをすべきです。少しレベルの高いクラスを受けると、新鮮なポーズを体験できます。初級者のクラスやDVDでは体験できないポーズです。

かといって、いきなりレベルの高いアドバンスのクラスに移行しないようにしましょう。できないポーズだらけだと、劣等感が生まれ、ケガを起こすきっかけになるからです。

正しくやっているつもりでも、ポーズが違う代表例

①ウールドヴァ・ハスタ・アーサナ

ヨガの基本ポーズの一つです。太陽礼拝（Part7）にも出てきますし、いろいろなポーズの途中にも使うポーズです。

両腕を挙げるだけの簡単なポーズですが、いくつかの注意点があります。両足を腰幅に広げた方が、ひざ関節への負担が少なくなります。

このポーズで意識しなければならないのは、体の中心軸です。腰を反らしすぎないようにし、お腹を引き締めましょう。

そのために、尾骨を中に引き込み、腹筋を締め、両腕を耳たぶに添うまで天井へ向けて引き上げます（筋膜ヨガ（Part6）では親指の付け根（母指球）を天井に引き上げるイメージです）。

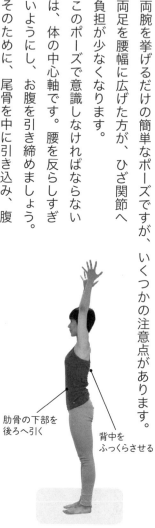

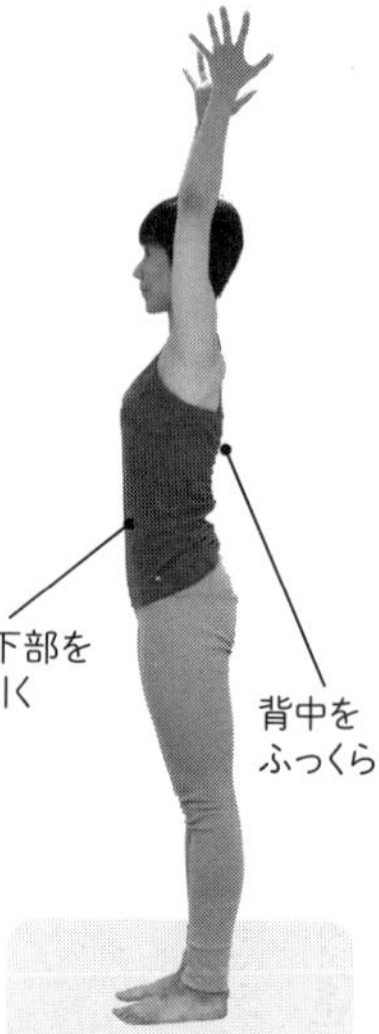
肋骨の下部を
後ろへ引く
背中を
ふっくらさせる

point!

胸を張ろうとしてお尻が出すぎている

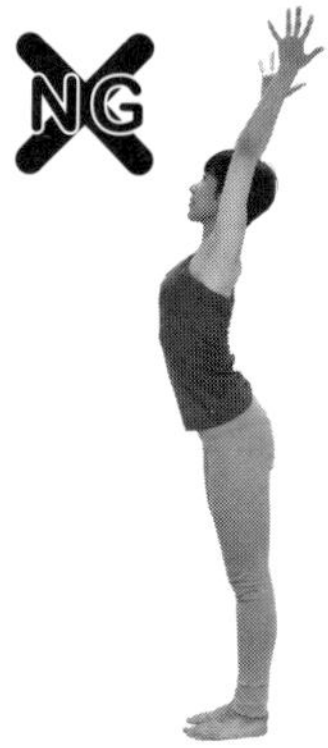
NG

②ヴルクシャ・アーサナ

「木のポーズ」とか「木立のポーズ」ともいうバランス系の代表的なポーズです。
バランスの維持のために体幹や腹筋の筋肉を使うことが大切です。
足裏から頭のてっぺんまで体軸に沿って、上下に伸びる意識が必要です。

持ち上げた足裏から内ももへ押し込む力と、内ももから足裏へ押し返す力の拮抗が大切です。足裏からの押し込む力が強すぎるとお尻が外側に飛び出しアンバランスになります。

バランス系のポーズでは、揺れるのは当たり前です。他人を意識してしまうポーズでもあります。他人と比較せず、揺れることを楽しむことです。

なお、揺れの振動を吸収する場所は、意外にも足裏から足首です。ウォームアップ（Part6）で紹介する方法で、足裏から足首をほぐしましょう。

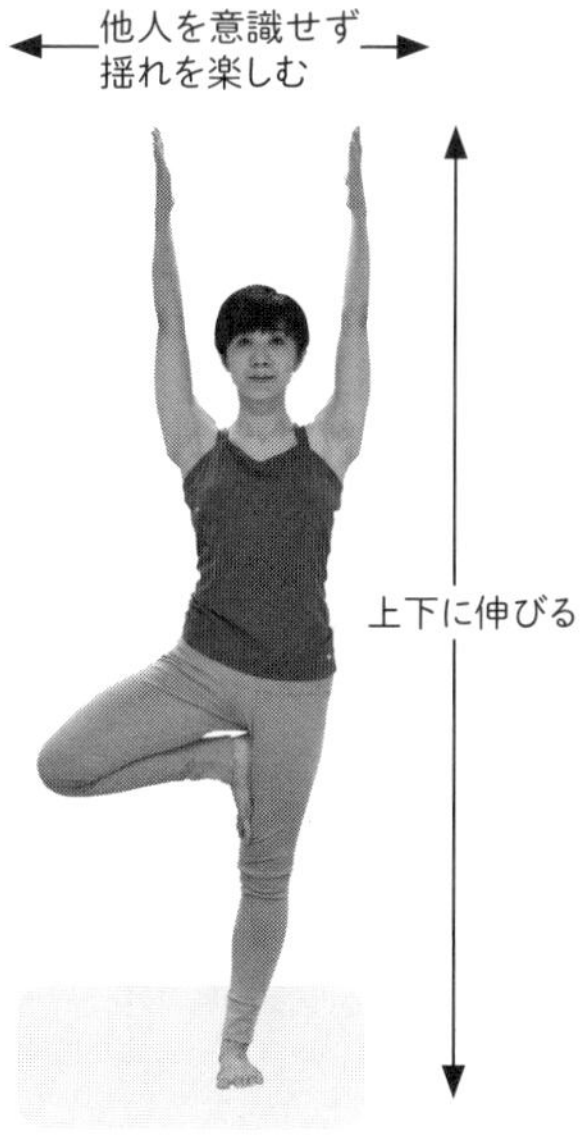
他人を意識せず
揺れを楽しむ
上下に伸びる

point!

お尻が外側に飛び出している

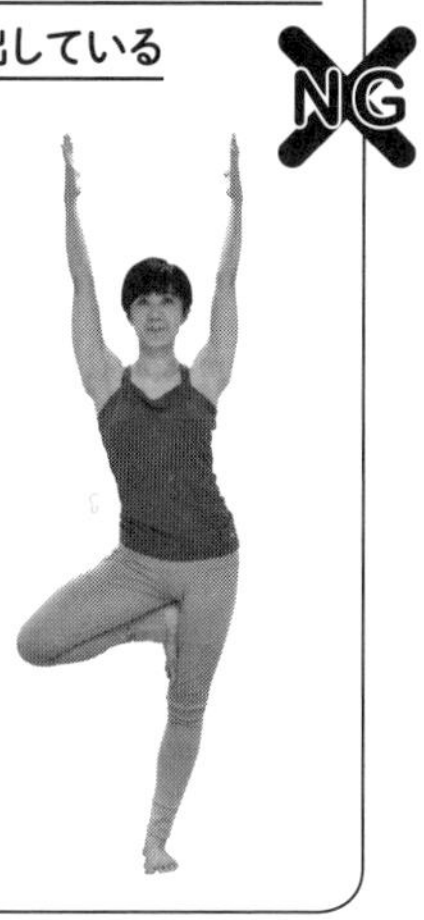
NG

③ヴィーラバドラ・アーサナII

「戦士のポーズII」と言われる基本的なポーズです。下半身を鍛え、股関節を広げるポーズです。

前足を曲げたとき、前足のひざが内側に入り込みがちです。ひざを痛めるきっかけになります。意識的に前足のひざを外へ開きましょう。

上体も前に倒れがちになります。上体は常に地面に垂直になる意識を持ちます。

後ろ足もひざが緩んでしまいます。しっかりと後ろ足裏、とくに母指球《ぼしきゅう》と小指のへりで地面をとらえて、内ももを内側に回す力を活かします。

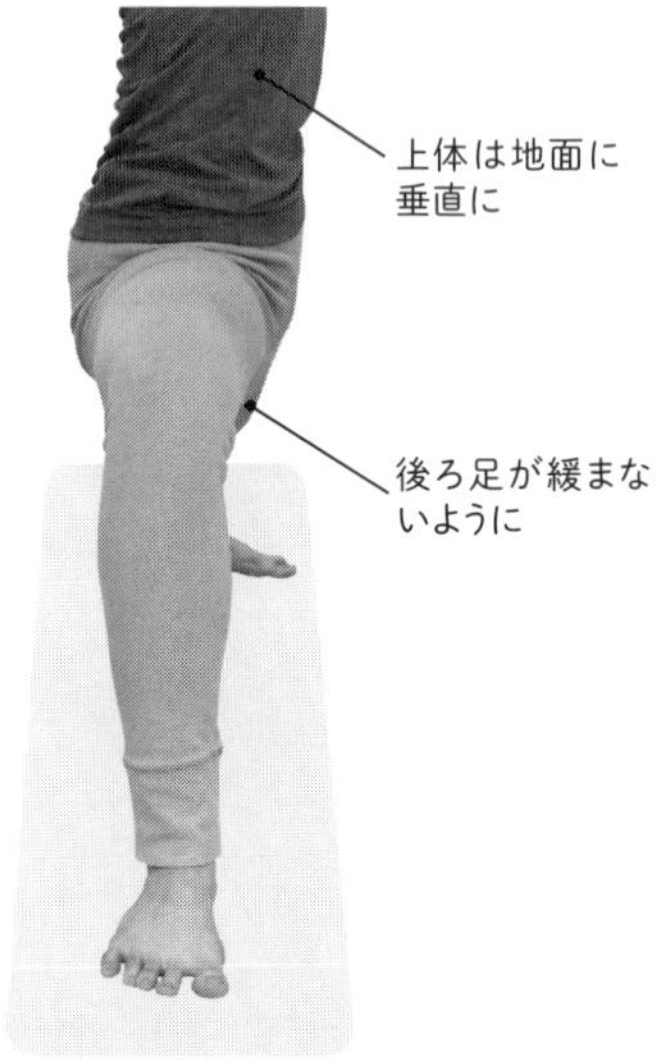

point!

前足のひざが内側に入っている

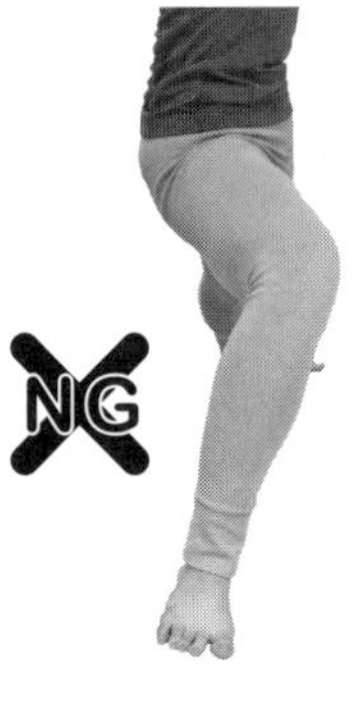

効果があがるヨガの「考え方」

Part 4

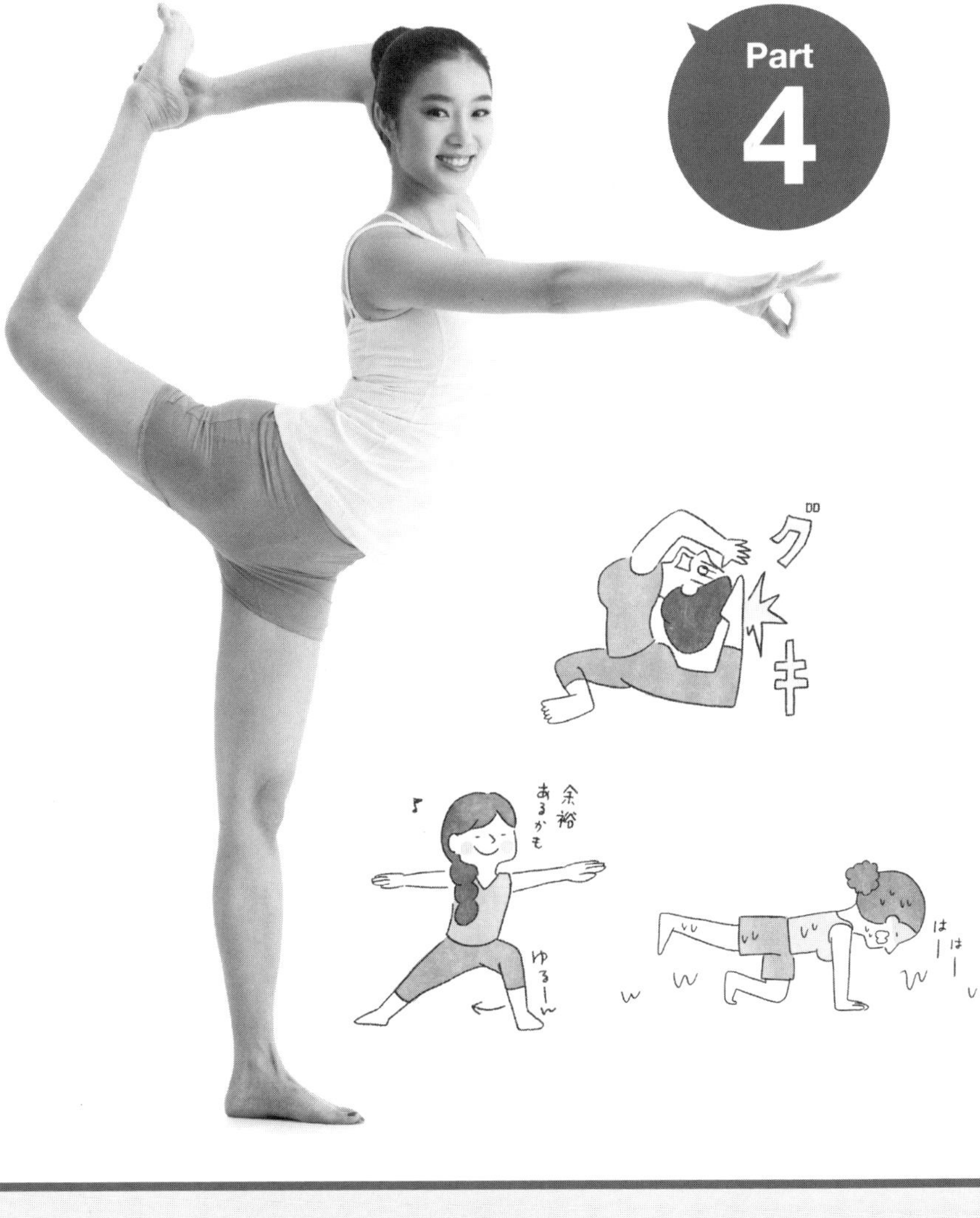

そもそもヨガとは何か

ここまで主に体についてお話ししてきましたが、「体を動かす」だけがヨガではありません。「ヨガ哲学」というと堅苦しくなりますが、心のあり方を考えるのもヨガなのです。ヨガの数千年という長い歴史の中で、この心のあり方については、長く語られてきたのです。「体を動かすヨガ」が出てきたのは、歴史的にはつい最近のことです。

人間の心はいつも揺らいでいます。揺らげば揺らぐほど心はさらに落ち着かなくなります。ときには不安となり、ときには不平を述べ、ときには不満を覚え、ときには相手を不信に思い、ときには自分だけが不幸に陥っていると考えます。

不安、不平、不満、不信、不幸。これら「5つの不」による心の揺れをどうやって穏やかにするのか？　それがヨガの出発点です。

シャンカラというインドの哲学者がヨガの経典を整理しました。

そして、〝神は外にいるのではなく自分の中にこそいる〟、という哲学を広めました。自分を見下すのではなく、自分に劣等感を抱くのでもなく、自分をあがめることこそ、最も大切な心のあり方なのです。

自分の心に大切な神がいる。そこに「美と善」が宿っているのです。

……ということは、自分の周りにいる人の心にも神がいて美と善が宿っているのです。すべての人に美と善があるのです。

つまり、そこには自分と差もなければ、区別もなく、比較することも意味なく、すべての人を敬い、すべての人を大切にするということなのです。


ヨガは決して宗教ではありません。ヨガに絡んで、教祖的な人が支配的な関係を求めてきた時点で、それはヨガではありません。単なる怪しい宗教団体です。

ヨガとは、心のあり方を自分で考え、自分で行うものです。学ぶことはあっても、それを判断するのは自分の判断です。他人に強制されるものではありません。


「はじめに」で述べたようにで、「ヨガとは、心の揺れを穏やかにすること」です。

その定義が記されている教典には、心の揺れを抑える8つの段階が述べられています。すべての段階に、心を穏やかにするヨガ的な考えが語られています。

その中でも第1段階と第2段階が有名な、倫理的な心のあり方です。そこには現代風に解釈すると、盗まないこと（アスティア）という言葉があります。

これは他人のモノを盗まないことだけではありません。たとえば相手と約束の時間に遅刻をすることは、相手の時間を盗むことになるのです。

見せびらかしヨガ

ヨガスタジオでレッスンが始まる前のウォームアップは大切です。ところが、まれにウォームアップとしては行きすぎなアドバンスのポーズをしている人がいます。アームバランスといって、腕だけで体を支えて両脚が地面から離れているポーズや、頭立ち（頭頂部を地面についた逆立ち）のポーズからバックベンドへいくようなポーズです。

そこに感じられるのは、

「わたしを見て～！　すごいでしょ？」

「こんなポーズができるオレってどう？」

です。わたくしはこれを「見せびらかしヨガ」と言っています。

これは危険です。周りの人にとても迷惑なのです。当然、体がこなれていないと自分がケガをする可能性がありますし、倒れて近くにいる人にケガをさせる危険性があります。

中でも重要な点は「気配り」が足りないことです。

それらのアドバンスのポーズを見ると、できない人（ほとんどの人です）には心の揺らぎが起きてしまいます。「もう長いこと通ってるのに全然あんなふうにできるようにならないな」などと、劣等感や不安が生まれてしまいます。あるいは、「カッコいいなぁ。私

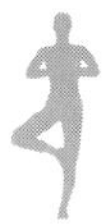

も負けない！」と競争心が起こります。「このヨガスタジオは自分に合っていない」という不信感も出てきます。

つまりこの「見せびらかしヨガ」の人は、相手の心へ揺さぶりをかけてしまう、最もヨガ的でない人たちなのです。「アンチヨガ精神」の持ち主です。「やってはいけないヨガ」の最たるものです。いったい何のためにヨガスタジオにお金と時間を使って来ているのか、大いなる矛盾に早く気づいてほしいものです。心ある皆さんは、見かけても心が揺れないように、自分のためのヨガの時間を過ごしましょう。

「人と比べない」がヨガの本質

初心者に陥りやすい最大の落とし穴は、他人との比較です。どうしても他人と比較する自分がいて、他人と異なると、他人が正しく自分は間違いだ、という固定観念が出てくるのです。できないポーズがあると劣等感を抱いたり、自分に自信がなくなったり、無理に合わせようとして、ケガをするのです。

これは熟練した人でも時に陥る落とし穴です。周りの人と同じように寸分違わずに動こうとするのは、ヨガをシンクロナイズドスイミングと同じと勘違いしているのです。

他人と自分は年齢、性別、身長、体重、仕事、人生、すべて全く異なります。骨の長さも筋力も当然に違いますし、他人どころか自分自身も、左右で骨や筋力も違うし、朝と夜や日によって違いが出てきます。

差ばかりを気にしても意味がありません。意味があるのは、自分自身の差に気づくことです。ヨガをやり始めたばかりの自分と、1週間後、1カ月後、半年後、数年後と必ず自分の体と心が変化していきます。この継続と気づきこそが、進化の原動力になります。

他人との比較ではなく、自分の進化への比較です。だからこそ、落とし穴に入り込まないことです。

ヨガとは、心と体をつなぐもの

ヨガの語源は「ユジュ」（軛《くびき》）から来たと言われています。軛とは何頭かの馬と馬車をつなぐ栓《せん》のようなものです。馬は言うことを聞かない「肉体」です。荷馬車に乗っている馭者《ぎょしゃ》は「心」です。言うことの聞かない肉体と心を結びつけるのがユジュ、つまりヨガなのです。ヨガとは、体と心のバランスをつなぐ方法なのです。

体を動かすヨガ（ハタヨガと言います）は、心と体を操る方法としては、その一部です。誰でもが一番にやりやすいため、ヨガとは体を動かすこと、つまりハタヨガ＝ヨガと考えてしまいます。

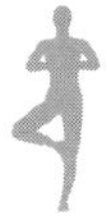

ヨガの教典では、この体を動かすヨガの前に、心のあり方を述べています。
まずは安定した心のあり方が、体を動かすポーズよりも重要なのです。
心のあり方は、どうしても説教臭い内容と取られがちですが、現代人に失われた考え方がそこにはたくさんあるのです。

忙しい現代人に、なぜヨガが良いのか

わたくしたちは時間に追われ、仕事に追われ、家庭や教育に追われ、息つく暇もありません。自分自身の心のあり方すら考える時間もありません。

ヨガ哲学は、まさに現代人が忘れてしまった心のあり方を述べているのです。

数千年前から文献として残された哲学ですが、その語り継がれた内容は、いまでも古くなく、いま最も必要な心のあり方なのです。その一部を紹介しましょう。

ヨガの哲学を簡単に表す代表的な言葉に「サントーシャ」というサンスクリット語があります。「知足《ちそく》」と訳されます。「足るを知る」とも言います。わかりやすく言えば、大好きなものへの心のあり方です。

例えば、自分の大好きなものがオレンジジュースだとします。

1本のオレンジジュースの瓶が冷蔵庫に入っています。扉を開けたとき、オレンジジュースが半分になっていることに気がつきます。あなたはどう考えるでしょう?

もう半分しかない！

まだ半分もある！

多くの人はこのどちらかの考えになります。

ヨガでは、まず、半分があることに感謝をするのです。あるという存在そのものに感謝をするのです。

さらに、ヨガ哲学に出てくる言葉の中に、「喜ぼう！」があります。

サンスクリット語でアーナンダ（Ananda）と言います。

アーナンダには大切な意味があります。「無償の喜びを与えて喜ぼう！」です。

まずは見返りを求めない喜びを相手に与えるのです。

すると、相手は心の奥底から喜びます。

感謝を持った喜びになります。

こちらも喜びに満たされます。

巡り巡って自分に喜びが返ってくるのです。

これがアーナンダの喜びです。

ヨガ哲学的な心のあり方とは、このアーナンダの喜びに満たされることです。

ヨガ哲学とは、難しいものではありません。単に心のあり方を述べているのです。宗教ではありません。誰かを盲信するのではなく、誰かに強制されるのでもなく、自分が考え、自分で実践するのがヨガの心のあり方なのです。

正しいやり方をすると
出てくる効果

Part
5

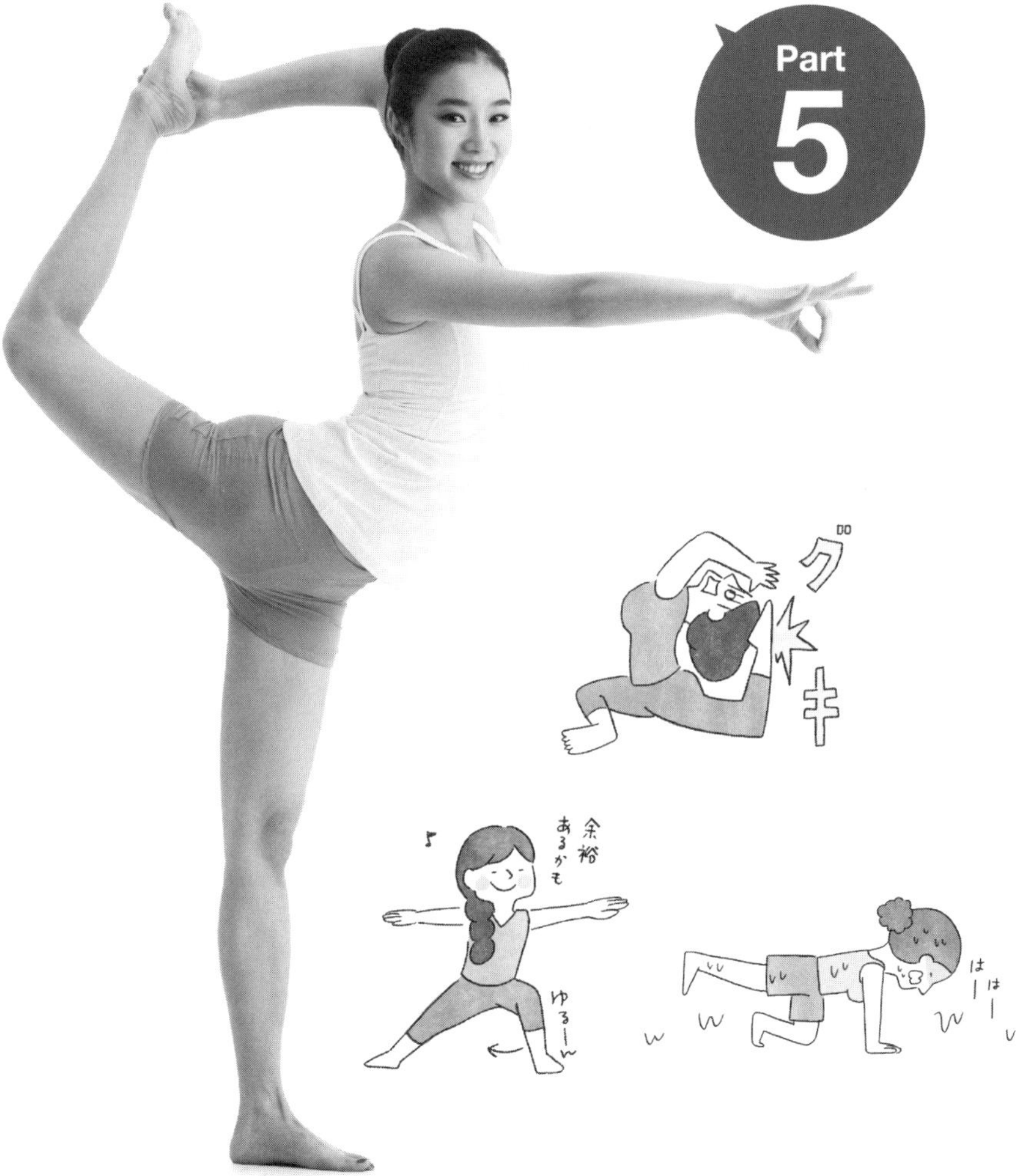

ヨガが健康にいい理由

ここまでに何度かふれてきましたが、ここで整理しておきましょう。

「適切なヨガ」の条件とは、

・呼吸を意識すること（ヨガの呼吸法）
・「ウォームアップ→ピークポーズ→クールダウン」といった流れをふまえて行うこと
・シャヴァ・アーサナ（屍のポーズ）に十分な時間をとること
・人体に不快さのない環境で行うこと
・ヨガのあとにメディテーションを行うこと

といったものです。

これらの条件をクリアした「適切なヨガ」をすると、いくつもの効果が出ることが知られています。

・自律神経の安定

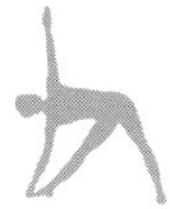

・ストレスの緩和
・睡眠障害の改善
・免疫機能の向上
・代謝機能の向上
・ダイエット
・精神的な安定
・うつや不安状態への効果
・認知症の予防

など、数多くの研究報告がされています。

もちろん1回やっただけで効果が出るわけではありません。月単位、半年単位、年単位の継続がとても大切です。

自律神経を整えストレスをやわらげる

ヨガスタジオのクラスで、呼吸を意識し、一連の流れのポーズをし、シャヴァ・アーサナを十分にやったあとは、自律神経が安定化し、ストレスも緩和した実感をすぐに体験できます。

では、どのくらいのシャヴァ・アーサナが必要なのでしょう。

クラスで行うすべてのアーサナにかける時間の1割以上をシャヴァ・アーサナにとると、確実に体をリラックスさせる副交感神経の活性化が起こります。1時間ポーズをとった場合は6分くらいです。

わたくしは自分のクラスでは10分近くとります（スタジオ・ヨギーのキミ先生の御指導もありました）。2～3分では交感神経活動が活発化したままでリラックスできていません。

ヨガをやったあとに心身ともにリラックスすることを考えたら、10分近いシャヴァ・アーサナこそが最も大切なポーズになります。脳波の測定でも、一連のポーズのあと、やはり十分なシャヴァ・アーサナをすると、リラックスしている脳波が明らかに出てきます。

つまり、ストレスの緩和にも、呼吸を意識し、一連の流れのあと10分くらいのシャヴァ・アーサナの時間が必要なのです。ポーズを一つ減らしてでも、シャヴァ・アーサナの時間を確保すべきでしょう。

免疫の働きを良くする

自律神経と免疫機能との関係が、最近の研究で明らかになってきました。

自律神経のうち、戦闘モードになる交感神経が活動しすぎると免疫機能にかかわる細胞が働かなくなるのです。働きすぎなどでリラックスモードに入れないと、交感神経が興奮したままになります。すると、免疫機能が低下してきます。

その結果、アレルギー反応が強く出すぎます。花粉症の症状がひどくなったり、喘息が出たり、じんましんが出たりします。

がん細胞は、誰でも一日にいくつも体の中にできますが、免疫機能の働きで除去されます。免疫機能が低下すると、がんの発症につながります。

継続してやり続けるヨガは、自律神経を安定化し、心身のストレスをやわらげ、免疫機能を向上させてくれるのです。

アンチエイジングに大きな効果

ヨガは、自分の筋肉を使って体を動かします。

このとき必ず筋膜も伸びます。

筋膜はコラーゲン線維からできています。若い人の筋膜は整然とした網の目を作っていますが、年を取るにつれて網の目が不規則になり、縮んできます。

最近の研究で、定期的な運動をすると、老化した不規則な筋膜が整然と伸びることがわかりました。まさにアンチエイジングです！

筋膜は、瞬発的な動きでは伸びません。十～数十秒以上かけながら、ゆったりとした呼吸と、ゆっくりとした反復運動をすることで少しずつ伸びていきます。

ゆったりとした呼吸を意識したゆっくりとしたヨガは、筋膜を伸ばす動きなのです。つまり、筋膜を意識したヨガこそがアンチエイジングにつながるということになります。

Ｐａｒｔ6から紹介する筋膜ヨガは、筋膜を意図的に伸ばします。筋膜が伸び、動きやすさ（可動域）が広がるのがはっきり自覚できるはずです。

ぜひやってみてください。

代謝がよくなる

ヨガを定期的にすると、確実に代謝が上がってきます。なぜかというと、筋肉を使う有酸素運動になるからです。このため脂肪が消費され、体を支える筋肉量が増し、体型も姿勢も良くなります。

基礎代謝も上がります。基礎代謝とは、体が1日に使うエネルギー量です。この量が少ないと、同じ食事をしてもエネルギーが余って体に脂肪となって溜まります。これが肥満です。

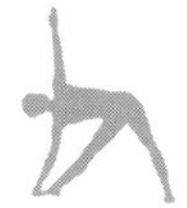

ヨガを続けると基礎代謝が上がり、1日に使うエネルギー量も増し、同じ食事をしても太りにくくなります。さらに基礎代謝が上がれば、無理なくダイエットができます。

肥満だけではありません。代謝がよくなると、糖尿病や血液中のコレステロール値が高くなる脂質異常症などにも効果が出てきます。

睡眠とヨガ

現代人は、睡眠に問題を抱えている人が多いです。なかなか寝付けない、寝てもすぐに目が覚める、起きたときに寝た充足感がないなどの症状は、睡眠障害と言われます。

加齢とともに睡眠リズムが乱れることも知られています。欧米に数日間、海外旅行をしただけでも容易に睡眠障害が起こります。

ヨガで体を動かすことを続けると、自律神経が安定します。副交感神経の活動が高まることによって心身の緊張が緩み、交感神経の興奮がおさまり、適度な疲労感とともに睡眠リズムが整うことが多いです。

それだけでなく、「ヨガ・ニドラー」という睡眠につながる手法があります。

ニドラーとは睡眠という意味です。現代医学でいう自律訓練法の元ネタになった手法です。自律訓練法は、過剰な緊張、不安障害、自律神経失調症などの治療として取り入れられています。わたくしが医学部の学生時代に指導者のもとで学んだとき、かなりの訓練時間と反復学習が必要でした。そう簡単には習得できない方法だと思います。

ところが、ヨガ・ニドラーは、スマートフォンやCDを聞きながら心身ともにリラックスできます。スタジオ・ヨギーでは、「寝たまんまヨガ　簡単瞑想」というアプリがあり、無料で体験できるものもあります。160万人以上の人がダウンロードしています。

脳の疲労回復

呼吸を意識して、ヨガの一連の流れの中で体を動かすと、それだけでもストレスから開放された感じがします。

1回だけでも効果を体験できるケースもあります。

これを続けると、いつもより深い睡眠になり、心地良い目覚めも起こります。

脳の疲労と比例して出てくる症状があります。「耳鳴り」です。脳が疲れると、比例して耳鳴りが強くなります。

脳が疲れるのはどんなときでしょうか？

寝不足、体の疲れ、緊張、不安などです。これらが続くと、それに呼応するかのように耳鳴りが強くなります。

ヨガをやり続けると、脳の疲れが次第に癒やされていきます。そして結果的に耳鳴りも小さくなり、気にならなくなり、消えてしまう人もいます。

うつ病とヨガ

うつ病は、まだ詳細な原因は不明ですが、脳内の神経伝達物質の代謝異常と脳内ネットワークの異常を原因とするという研究報告が多く出ています。

これらの異常を起こす背景には、度重なるストレスがあることも知られています。

うつ病の治療は、心身を休め、薬を飲むことが大原則です。

ところが、２００３年に米国から、有酸素運動がうつ病の治療に有効性があるという研究報告が出ました。それ以来、散歩、ジョギング、水泳などの運動療法の併用が取り入れられています。

呼吸を意識した流れのあるヨガのポーズは、有酸素運動になります。しかも自律神経を安定にさせる効果もあります。

ヨガがうつ病に効果があるという研究は、米国を中心に報告されています。不安の軽減、疲労感の回復、睡眠障害の軽減、薬物の減量、症状の安定化などに効果があります。

女性の不調にも効果的

女性にはホルモンバランスが乱れる時期があり、いくつもの症状が出ることがあります。初潮の時期、月経の前後、妊娠中や出産後、更年期などの時期です。これらの時期は、エストロゲンという女性ホルモンが不安定になるときと一致します。

これらの時期に、精神的にも、自律神経的にも、不安定な症状が多彩に出る人がいます。めまい、片頭痛、腹痛、急激な下痢、しつこい便秘、じんましん、咳発作、感情の不安定、気分の落ち込み、食欲の不安定（過食や摂食障害）、パニック障害、睡眠障害、うつ病……。

こういった不安定な状態にさせる正体こそ、脳に過剰に蓄積されたストレスです。その結果、自律神経が乱れ、ホルモンバランスもさらに乱れ、いろいろな症状が表に出てしまうのです。

ヨガには、この癒やしきれないストレスを癒やせる力があります。ヨガを続けることこそが、薬に頼らない方法なのです。

他力ではなく自力による回復につながるのです。

ストレスマネジメントにいい理由

ヨガがストレスマネジメントとしての役割をさらに高めるためには、ヨガ的な考え方とともに、メディテーションがとても大切になります。

体を動かすだけであれば、単なるストレッチと変わりません。ヨガが心と体に優しく働きかけるには、体を動かすポーズの中に、呼吸を常に意識し、最後のシャヴァ・アーサナを大切にし、自分の心の内側に目を向けることが大事なのです。

心を内に向けるというと、なにか特別なことかと思われるでしょうが、シャヴァ・アーサナのときに、自分の体に起きている変化を意識するだけでもよいのです。

メディテーションとは、具体的には、坐禅の姿勢で、呼吸のときに起こる微妙な変化、たとえば鼻の先端から出ていく空気の流れとか、逆に鼻から入る空気の流れに意識を向けます。

このときになにか想念（雑念や感情）が起きても、その想念に気づき、また呼吸への意識に戻ります。わき上がってくる感情に気がついたら、それを受け流し、呼吸に戻ることに集中していきます。

これがメディテーションの基本です。

これも、本を読んだだけでは容易には会得できません。可能な限り、メディテーション法を会得している人に習うべきです。

ただし、気をつけなければならない点があります。

それは宗教的な接点を強要されないことです。もしメディテーション法を強要されるようであれば、それは避けるべきです。

ヨガもそうですが、メディテーションそのものは、いっさい宗教とは関わりがありません。

米国の多くの病院では、患者さんやその家族の方に、体に優しいヨガを指導することが増えています。これをメディカル・ヨガといいます。

日本でも遅ればせながら、日本ヨガメディカル協会（http://yoga-medical.org/）がその一助になろうと努力をしています。

いま米国では瞑想法の一つとして、マインドフルネスが流行っています。グーグルなど米国のIT企業が導入したり、金融企業なども研修に採り入れたりしています。

日本でもマインドフルネスが流行の兆しを示しています。大型書店に行くといくつもの本が並んでいます。米国では企業だけでなく、患者さんや患者さんの家族にもマインドフルネスを導入した報告があります。日本でも同じような方向に流れるでしょう。

わたくし自身は、毎日メディテーションをしています。

沢山の方法を学んできましたが、わたくし自身はマインドフルネス瞑想より、ヨガ的メディテーション法の方が深まります。個人差があるでしょうが、脳波の測定装置でも明らかにヨガ的なメディテーション法の方が確実に深まります。

皆さんもぜひ行ってみてください。

ウォームアップに
欠かせない
「筋膜ヨガ」

Part
6

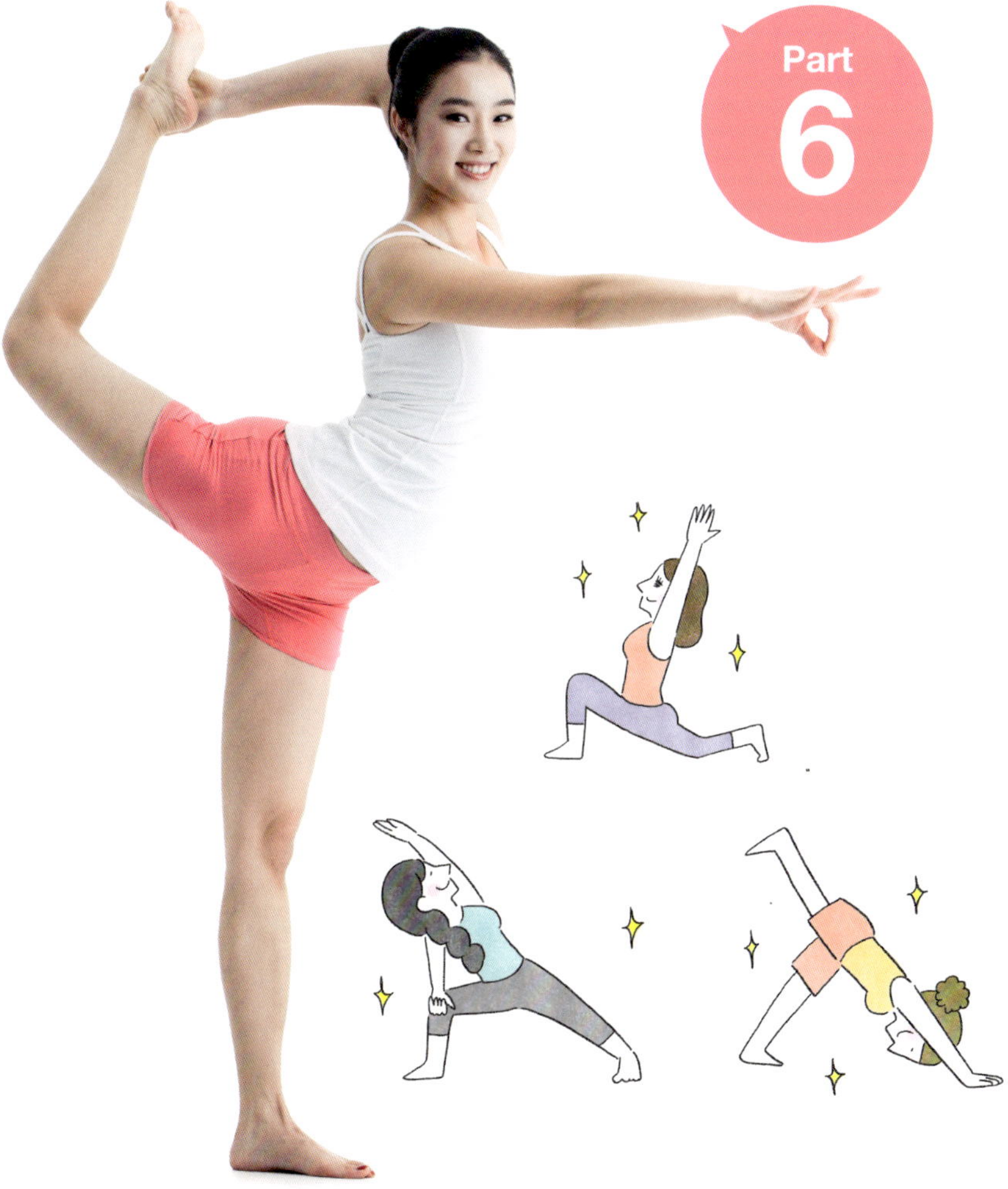

筋膜《きんまく》とは

さて、ではここから実践になります。
ヨガもウォームアップが大切です。いきなりハードなポーズに挑むのはケガのもとです。

そこでわたくしが強くおすすめしたいのが、ヨガのポーズを工夫していくつもの効果を引き出すことができるメソッドです。わたくしは、意識的に、効率的に、筋膜を伸ばすポーズを作りました。**「筋膜ヨガ」**と呼んでいます。

では、筋膜とは何でしょうか？
おおまかに言うと、筋肉の表面をおおう薄い膜のことです。コラーゲン線維が規則的に編まれ、網の目状となって筋肉をおおっています。

ヨーロッパのソーセージ屋さんの写真で、腸詰めになった長いソーセージが何本も垂れ下がっているのを見たことがある人も多いでしょう。中身は豚のひき肉です。その周りをおおっているのがヒツジの腸間膜というコラーゲン線維です。筋膜はこの腸間膜と同じようなものです。明太子をおおっている薄い膜のような感じも、筋膜に近いイメージです（イメージわきましたか？）。

さてこの筋膜、当然ながら人間にもあります。

若い人の筋膜の線維は整然と並んでいます。しかし年を重ねると、残念ながら、筋膜の線維は乱れたり、ところどころ縮んだりしてくるのです。こうなると体の動きが制限を受けます。可動域の低下です。

ところが、このような筋膜でも、きちんと伸ばすと整然とした若い状態に戻ります。「筋膜ヨガ」のポーズによってこれが可能になるのです。これこそアンチエイジングです。さらに、筋肉や関節の可動域が広がるので色んなポーズを楽しめるようになります。

ではここで、ちょっとだけ専門的な話におつきあいください（ここは難しそうであれば、飛ばしていただいてもかまいません）。

筋肉の運動には、いくつもの筋肉と筋膜と関節の方向が「線状に」結びついて動いていることが分かりました。これを「筋・筋膜ライン」と呼びます（この本では「筋膜ライン」と略します）。

筋膜ヨガのポイントは、

・筋膜ラインを効率的に伸ばせばアンチエイジングになり、可動域も広がる
・その方法が「筋膜ヨガ」である。流派の名前ではない
・「筋膜ヨガ」は、ヨガのウォームアップにも最適

ということだけ知っていただければ十分です。

筋膜ラインが伸びる方向を考えたヨガのポーズは、多くの筋肉を使うことになります。これをゆったりとした呼吸を意識しながら行うと、効率よく短時間で多くの筋膜が伸びるため、ウォームアップとともに体力アップにも免疫機能のアップにもつながります。忙しい人、時間がとりにくい人にもぴったりのメソッドです。

さて、筋膜ヨガで効率的にウォームアップをするにはいくつか重要な点があります。

①20秒くらいキープする

ゆったりと3~5呼吸します。これにより、よれて縮んでいた筋膜が伸びて整ってくるのです。一瞬「エイ!」と伸ばすだけでは筋膜は伸びません。ゆったりとした動作で筋肉の温度を上げることで伸びていきます。

②水分をとる

汗が出すぎて脱水ぎみのときに急激に伸ばしたり、急に縮めたりしてはいけません。筋膜や筋肉を痛めやすくなります。

ヨガの最中に飲水を禁止している流派がありますが、医学的に危険ですし明らかに「やってはいけないヨガ」です。筋膜のためにも健康被害にあわないためにも、適度に水分をとりましょう。

わたくしたちの四肢・体幹の筋肉の中には痛みを伝える神経はありません。ところが筋肉をおおう筋膜には沢山の痛みの神経が分布しています。筋肉と筋膜の間は組織液で潤っています。組織液とは、リンパ管の中にあるリンパ液と同じ成分です。

最近の研究により、筋膜とは、筋肉をおおう膜であるだけでなく、靭帯《じんたい》や関節包も筋膜と同じものだと考えるようになってきました。

これらの膜には脱水だと伸びにくいという性質があります。水分が足りないと十分に伸びないのです。つまり筋膜を伸ばすには組織液に十分な水分が必要というわけです。

脱水状態だと、筋膜や靭帯が伸びずに、中身である筋肉や靭帯を傷つけることになってしまうのです。これが肉離れや関節痛や靭帯損傷につながります。

③4つの段階を踏むと効果的

筋膜ヨガの特徴は、「筋膜ライン」の流れに対して段階を追うことで、筋膜を短時間で効率的に伸ばせることです。段階とは、次の4つです。

1）体側に沿って上下に伸びる
2）体軸（背骨）を中心にねじる
3）体側を側屈する（左右に倒して伸ばす）
4）後屈か前屈をする

それぞれ、呼吸に合わせて行います。筋膜が予想以上に伸び、縮こまった筋膜がリリースされるのが分かると思います。

④ねじる動きを意識する

筋膜ヨガには、ねじる動きが入っているのがミソです。

筋膜は、筋肉が伸び縮みする方向と同じ方向に体を伸ばしても伸びにくいのです。斜めか直行（垂直）の方向に力を加えると伸びます。

わたくしは「雑巾絞りの原理」と呼んでいますが、絞った（ねじった）あとに伸びるのです。

このとき「端《はじ》っこ」が重要です。雑巾も、両端をしっかり握れていないと絞れませんね。それと同じで端が大事。体でいえば両手・両足の親指・小指の付け根と、足底《そくてい》筋膜（87ページ参照）です（それぞれのポーズの解説で出てきます）。

ではさっそくポーズをやってみましょう！

ウォームアップ・筋膜ヨガ

足もみ

足底筋膜が下半身の筋膜ラインを伸ばす出発点です。
足もみは足底筋膜を伸ばすと同時に、細かなたくさんの関節を伸ばします。

1 右足指の間に左手の指を入れ、足首を回しながら、右手の親指で、足裏を押す。右回りと左回りを10回ずつ

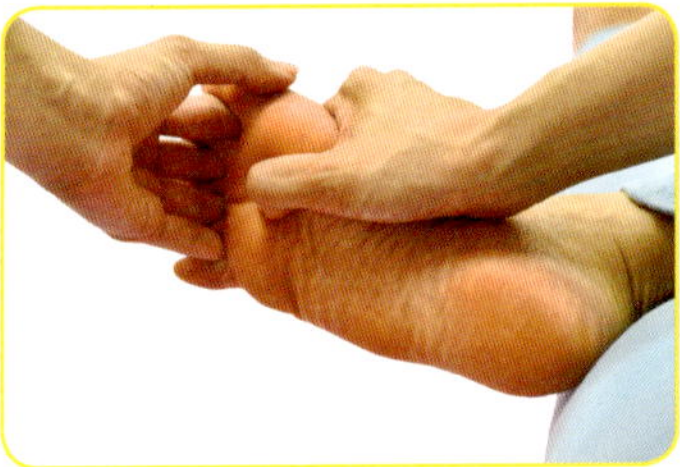

①左手の指を右足の指の間に入れて組む。

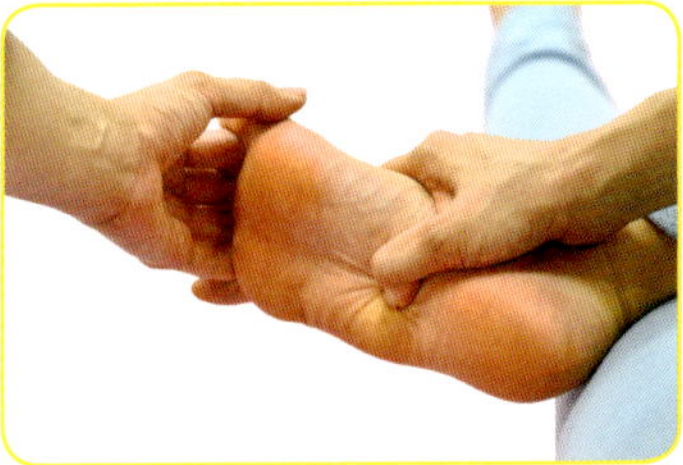

②右手の親指を少し下にずらして押しながら回す。

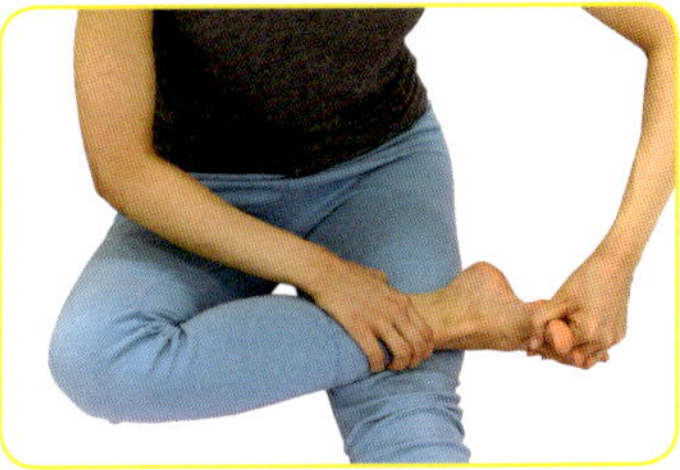

③右手で足首を持って、左手で回す。

2 足裏全体をもみもみする

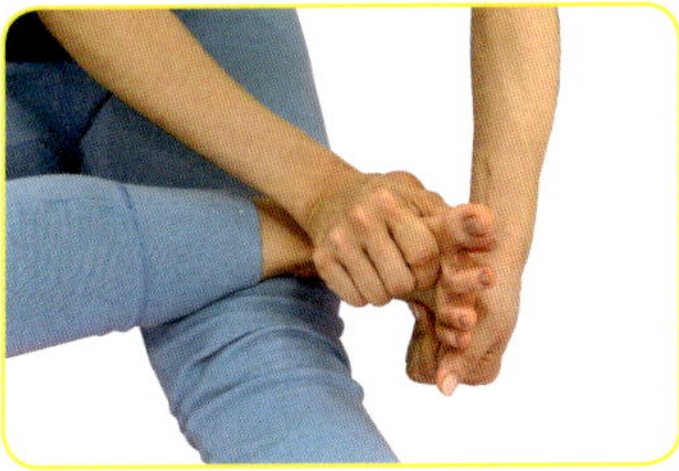

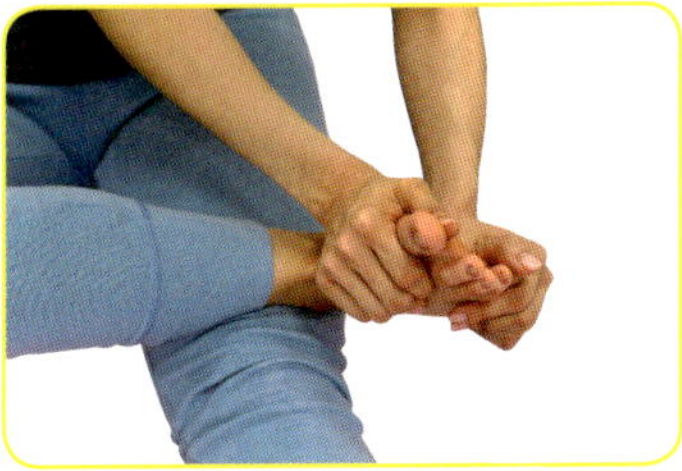

反対の足も行う

ウォームアップ・筋膜ヨガ

仔犬のポーズ

ウッタナ・シショーサナ

1 筋膜バージョン

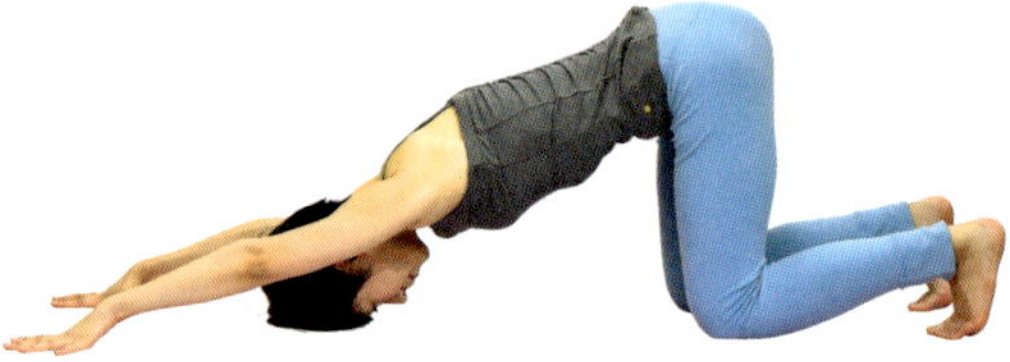

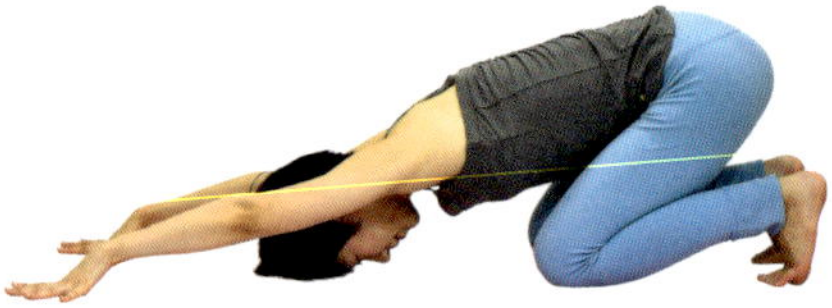

息を吐きながら前後に伸び、胸をももに近づける。踵が広がらないように。
両手の親指の付け根（母指球）に圧をかけて前後に伸びる。お尻を踵に近づけ足底筋膜をストレッチ。数十秒キープ。

2 ねじる

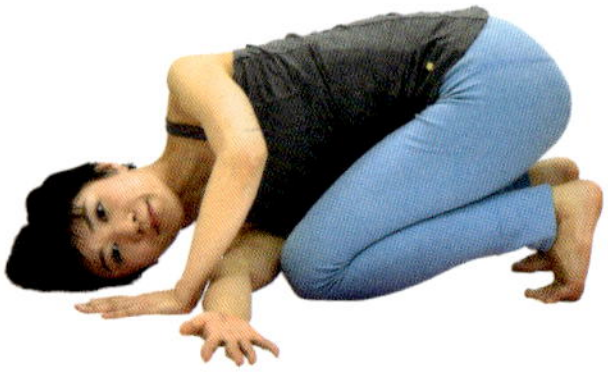

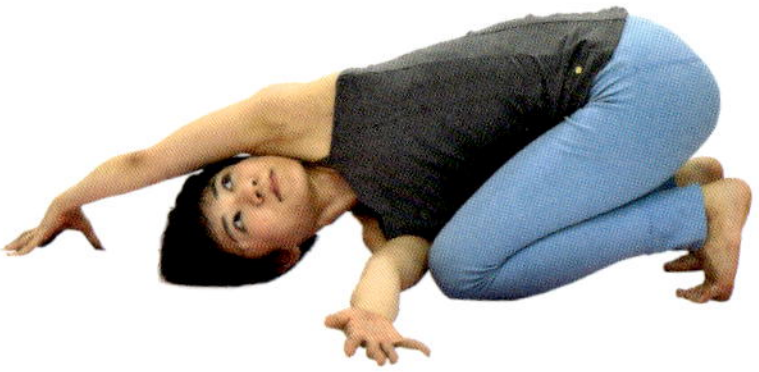

体をねじって右手を左脇の下へ伸ばす
こめかみを床に付け、さらにねじる。
息を吐きながら、できるだけ左右の母指球が離れるようにねじる。

反対側も行う

ウォームアップ・筋膜ヨガ

1つ足の鳩王のポーズⅠ(準備)

エーカ・パーダ・ラージャカポタ・アーサナⅠ(準備)

1 両手と両ひざを床につける

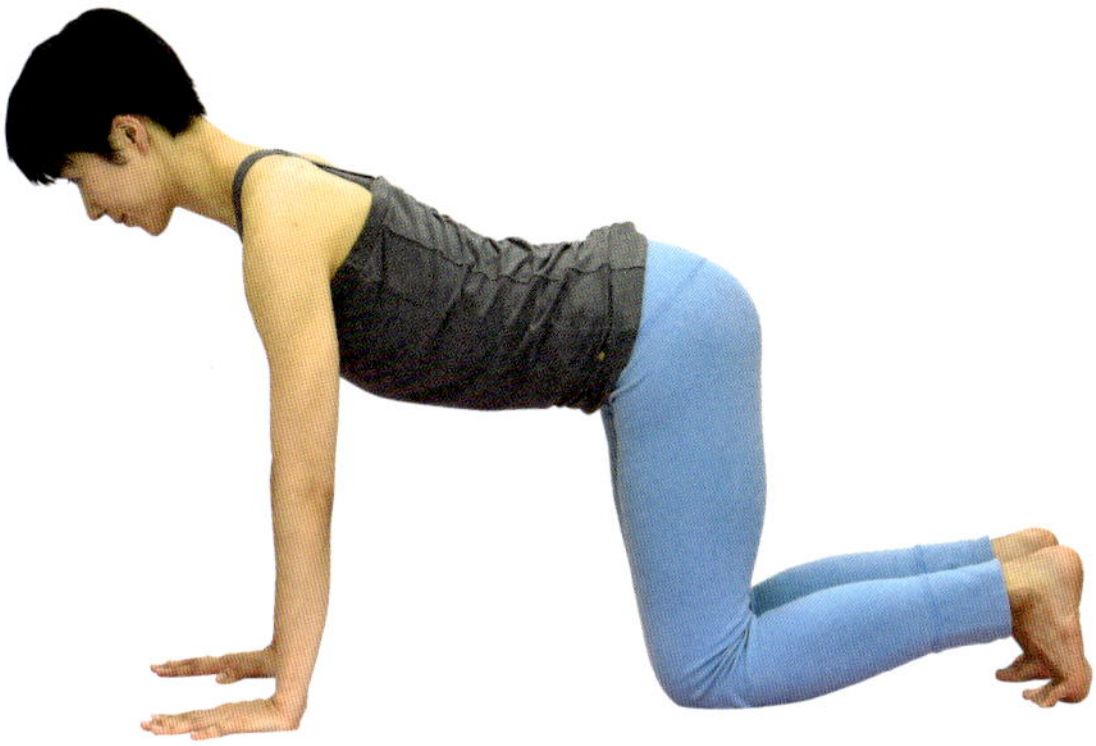

手は肩の下に置き、ひざは骨盤の下に。
つま先立ちになり、足の親指の付け根に圧力をかけて足底筋膜を伸ばす。

2 右足を前に出しひざを外側に開く

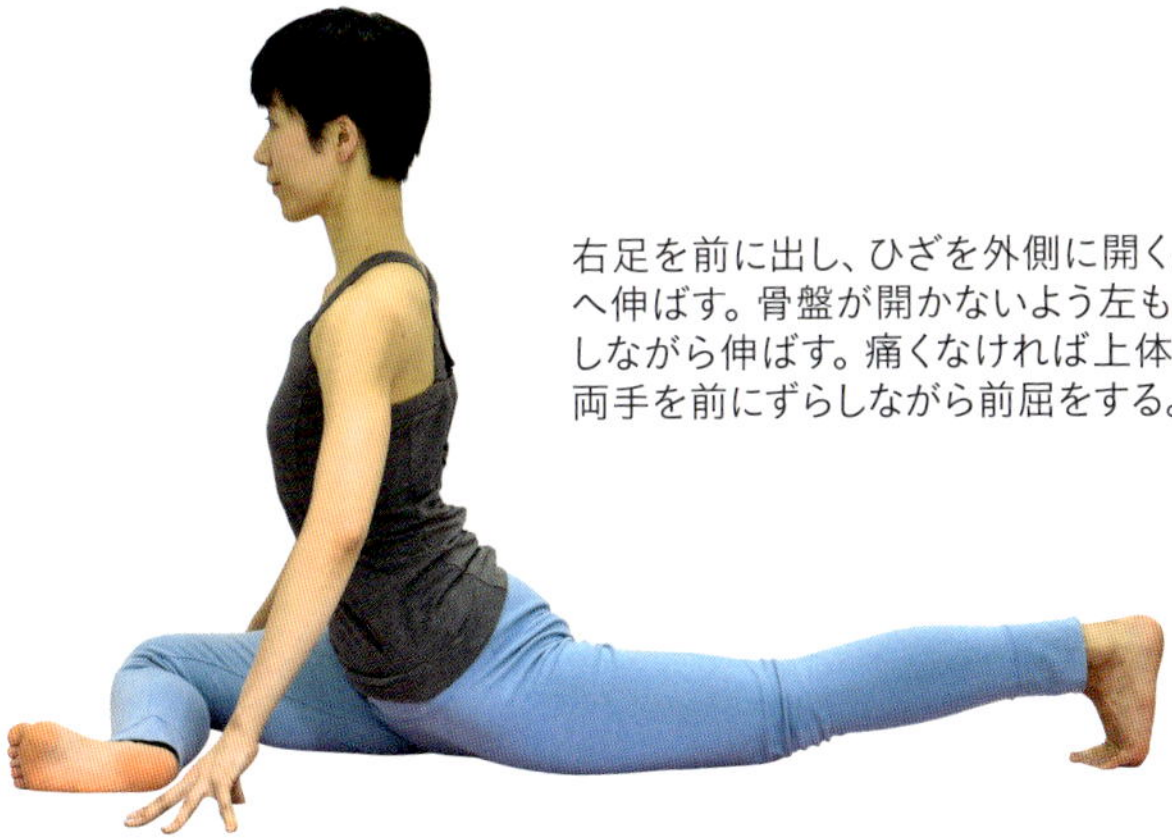

右足を前に出し、ひざを外側に開く。左足は後ろへ伸ばす。骨盤が開かないよう左ももを内側に回しながら伸ばす。痛くなければ上体を前に倒して両手を前にずらしながら前屈をする。

反対側も行う

ウォームアップ・筋膜ヨガ

片足の仰向けの英雄のポーズ

アルダ・スプタ・ヴィーラ・アーサナ

1 仰向けに寝る。左足を伸ばし、右足はお尻の外側につける

両腿とも内側に回し、両ももを近づける
伸ばした左足の裏は、踵と母指球を突き出し、足底筋膜を伸ばす。

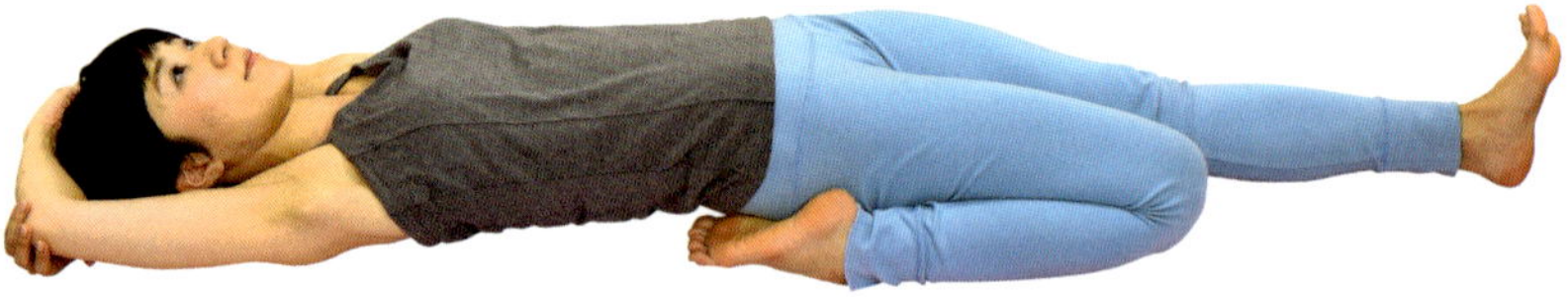

曲げた右足の裏は、足の甲で床に圧力をかけ、下肢の筋膜を伸ばす。
両腕を頭の上で組み、肩甲骨の下のラインが中に入る意識をもつ。
数十秒キープ。

反対側も行う

太陽礼拝
と
クールダウン

Part 7

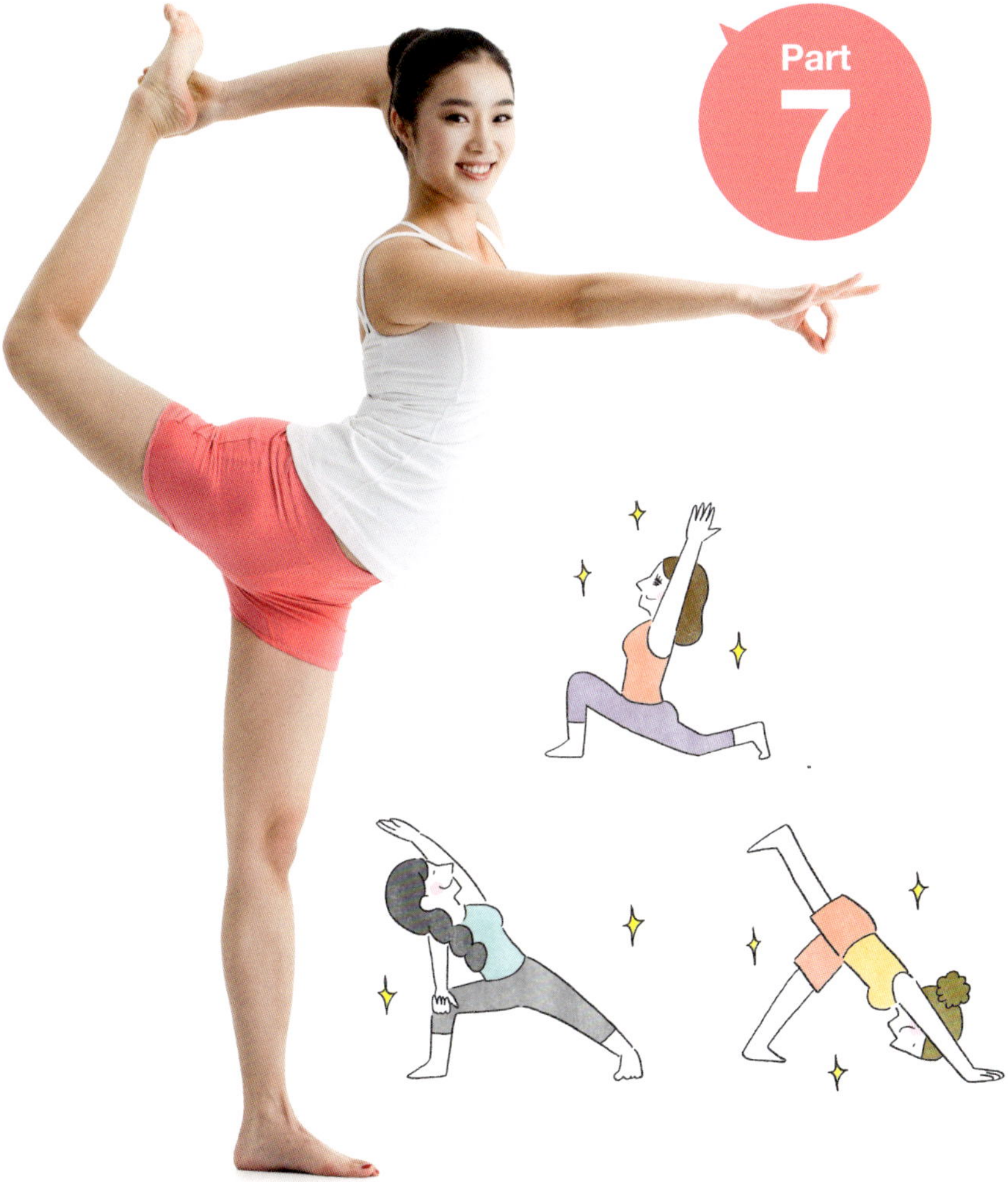

太陽礼拝とは何か

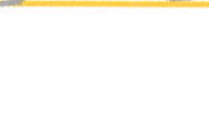

太陽礼拝は、流派によってポーズの違いが微妙にありますが、基本的には、吸って、吐いて、という呼吸のタイミングに合わせてポーズを連続してとります。

すべてがヨガの基本ポーズの組み合わせであり、いわばヨガのラジオ体操とも言えます。

太陽礼拝の原点は、ある米国人の報告によると、第１次世界大戦前後の約１００年前に、兵隊の体力向上のための体操が流行り、英国の植民地のインドにＹＭＣＡを通じてその体操が渡り、インドの小王国の領主が家来に命じてヨガの動きとして導入したのが始まりだとしています。

ところが、古代インドに関係する多くの文献や書物を調べると、古代インドでは、太陽を命の恵みとする祈りが行われていました。太陽に向かって両手を上げ、頭を垂れて大地に両手を触れ、体を伏せたあと、再び起き上がり、一連の祈りとしていたのです。

古代のヨガと深い関わりのあるヒンズー教では、太陽はとても偉大な存在でした。古代のヨガは原始仏教とも関わりが深く、心のあり方を互いに共有していました。その流れはいまでもチベットの仏教に受け継がれています。

チベットに行くと、寺院へ行くまでの道や寺院の前で多くの人が、五体投地という動作を行っています。チベットの仏教に古くから伝えられている祈りの動作です。この五体投地の動きこそが、太陽礼拝の原点という説もあります。五体投地は108回行ってから寺院に入るのが本来の祈りだそうです。

108という数字は日本では煩悩の数になっていますが、ヨガでも108は大切な数字で、1は個人、0はすべての人、8は永遠を表し、祈りを大いなる願いとして継ぐ数字とも言われます。年始年末や夏至などに、108回の太陽礼拝をするのはそういった意味もあるのです。

108回は極端にしても、自宅でヨガをやるとすれば、左右を1セットとして3セットすることが重要です。こうすると心拍数も上がり、汗も少し出てきて、全身の多くの筋肉と関節をほぐすことができます。

ここで紹介する太陽礼拝は、8つの異なるポーズを取り入れ、最初と最後は4つのポーズが重なり、トータルで11のポーズが一連の流れとなる、最も一般的な太陽礼拝です。必ず、一つ一つのポーズに、吸って、吐いてという呼吸が伴います。

point!

骨盤を傾けない

腰が反ったり（写真右）、骨盤が前に出たり（同左）しないよう注意する。

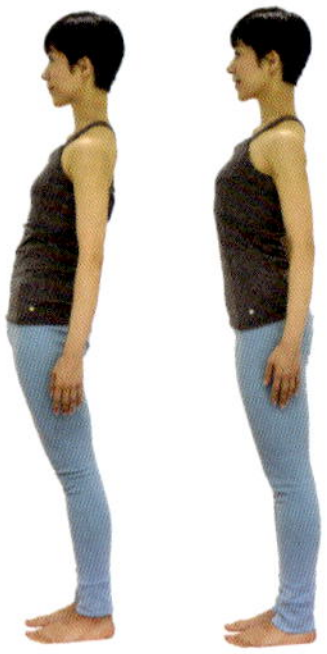

1

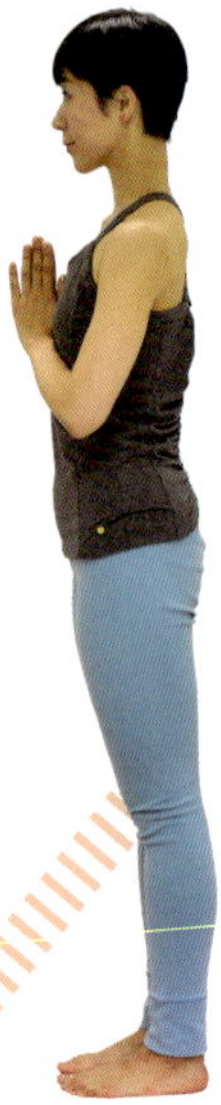

山のポーズ
ターダ・アーサナ

息を吐く

2

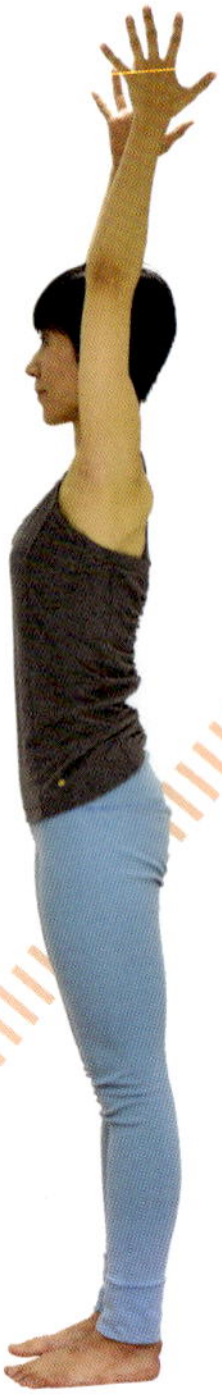

上向きの礼拝
ウールドゥヴァ・ハスタ・アーサナ

息を吸う

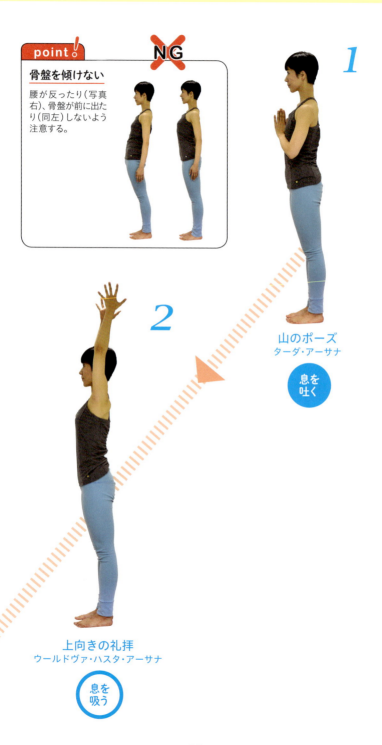

3

立位前屈のポーズ
ウッターナ・アーサナ

息を吐く

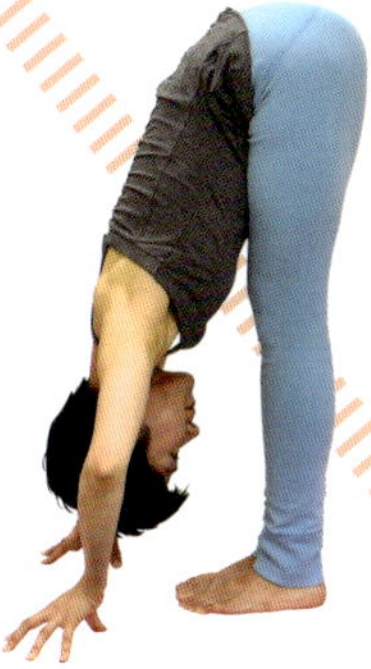

easy!

半分前屈のポーズ

ひざを伸ばすのがきつい人は、ひざを曲げて、指が床につくことを優先する。手首で床を押し背骨を伸ばす。

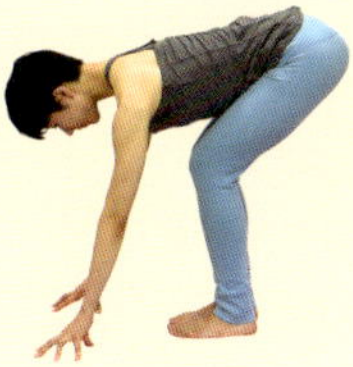

4

板のポーズ
プランク・ポーズ

息を吸う

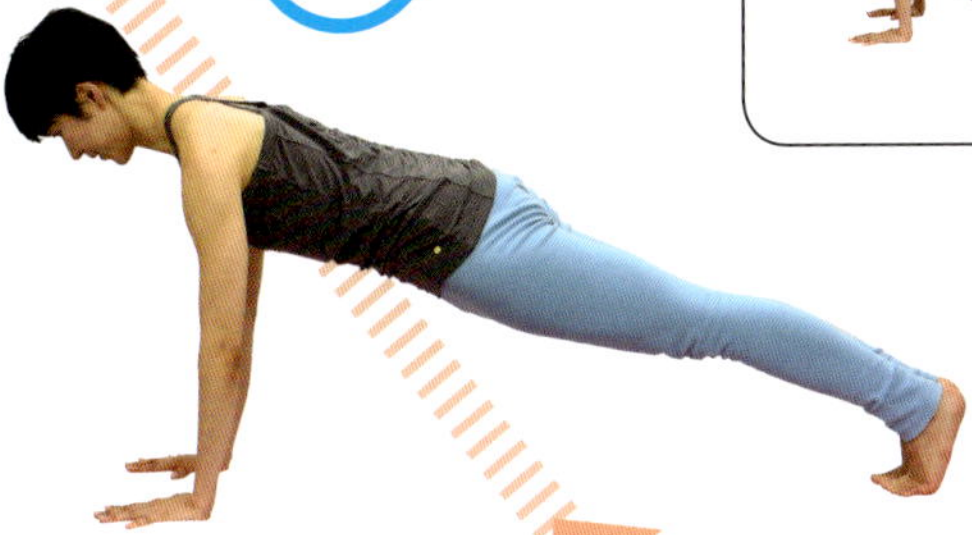

point!

お腹が上がりすぎたり、逆に落ちないようにする。

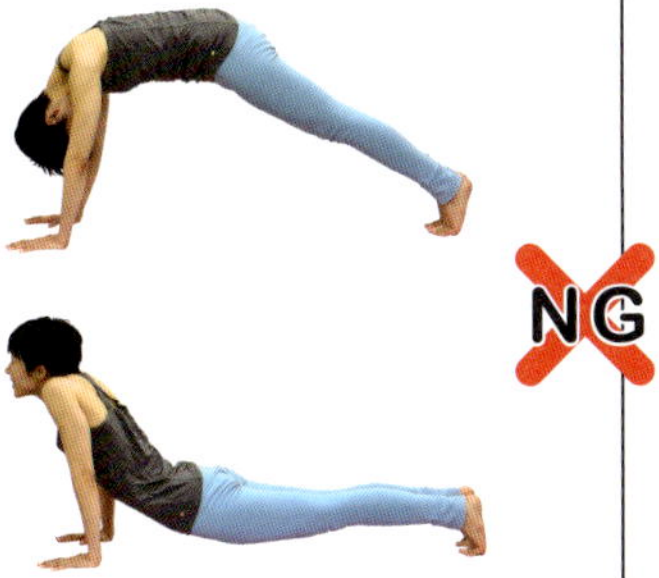

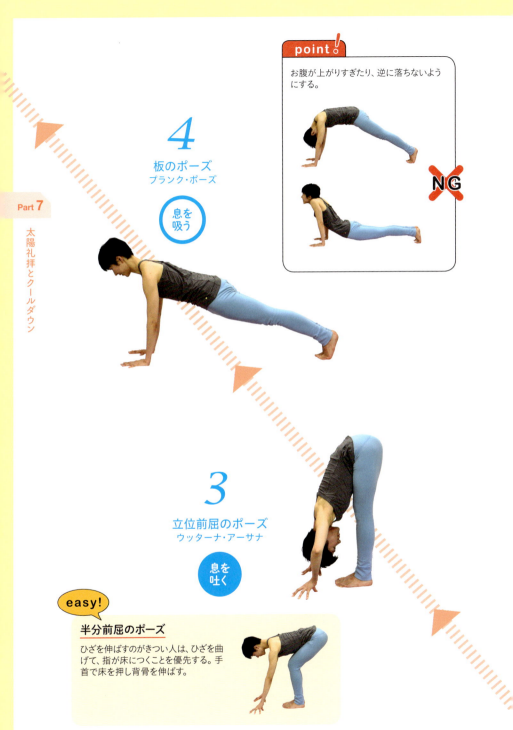

point!

肩が下がらないように

NG

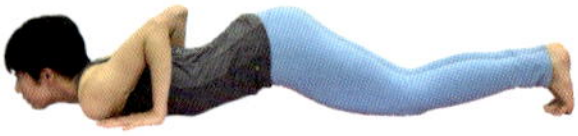

5 エイトポイント・ポーズ
アシュターンガ・ダンダ・アーサナ

息を吐く

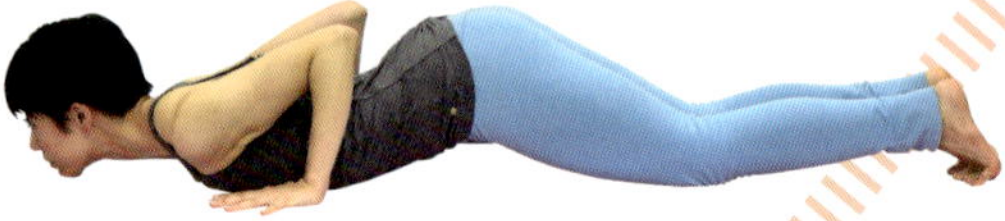

6 コブラのポーズ
ブジャンガ・アーサナ

息を吐く

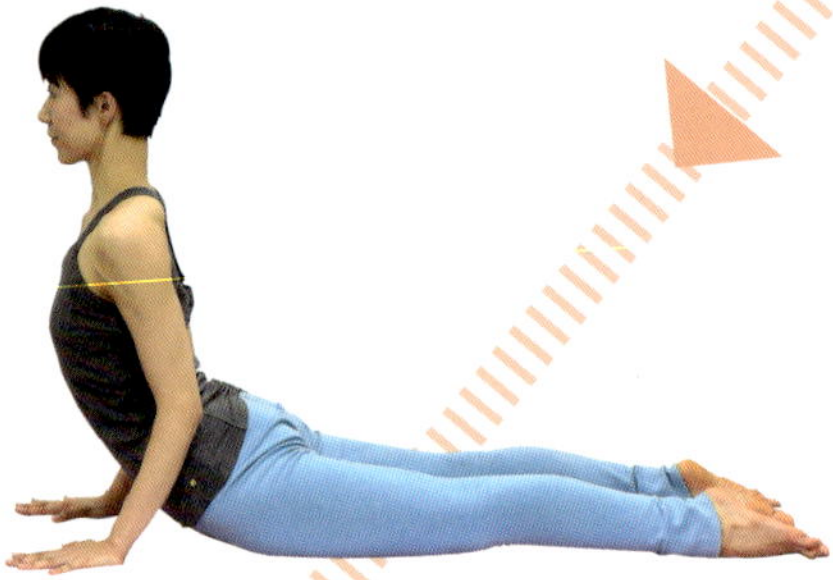

7 下向きの犬のポーズ
アドー・ムカ・シュヴァーナ・アーサナ

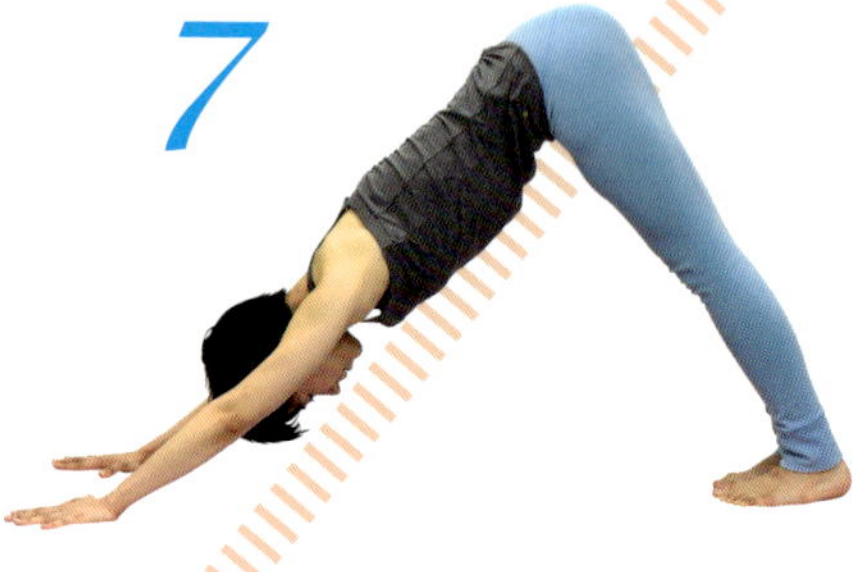

吸う、吐く、
を5回繰り返す

easy!

ひざを曲げてもOK

ひざが伸びずに踵が床につかなければ、
ひざを曲げて踵を浮かせてもOK。
体側が伸びることが大切！

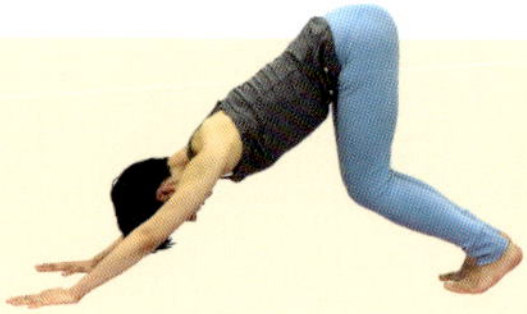

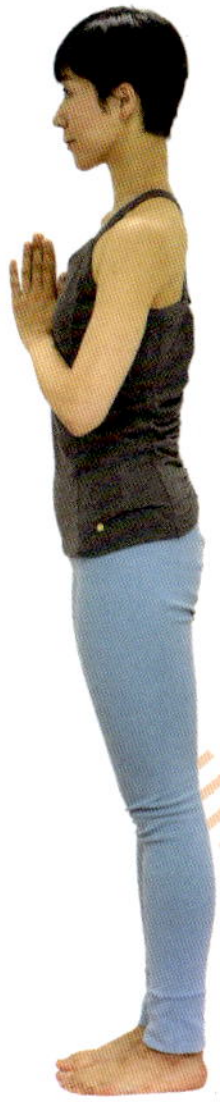

10 山のポーズ
ターダ・アーサナ
息を吐く

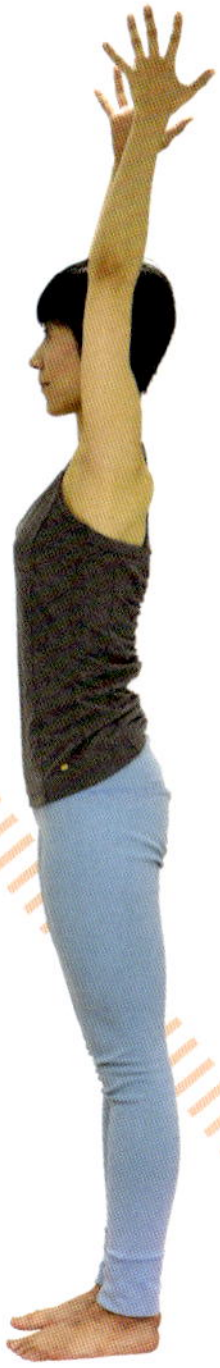

9
上向きの礼拝
ウールドヴァ・ハスタ・アーサナ
息を吸う

8

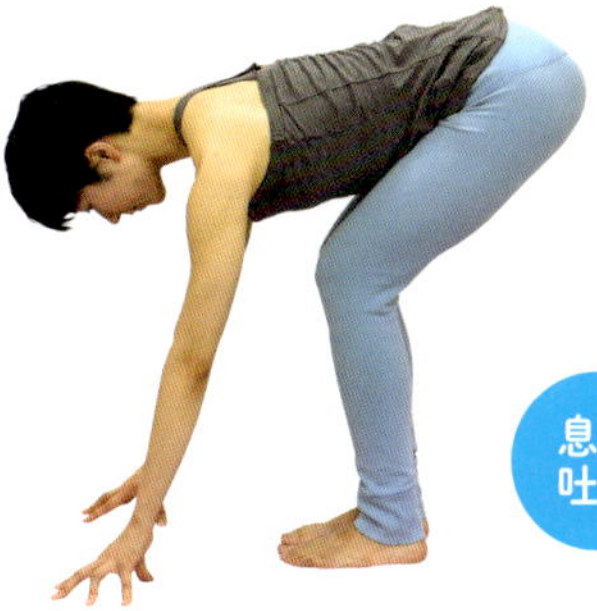

息を吐く

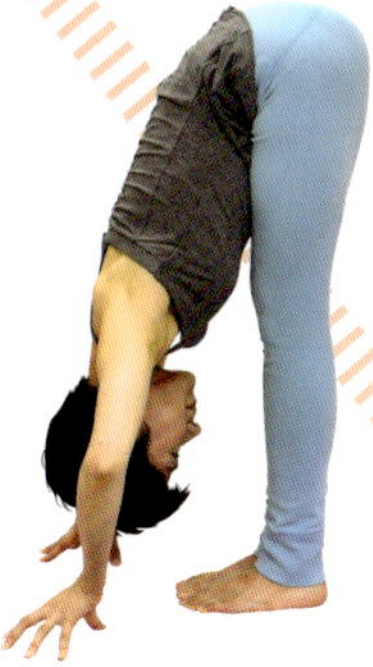

立位前屈のポーズ
ウッターナ・アーサナ

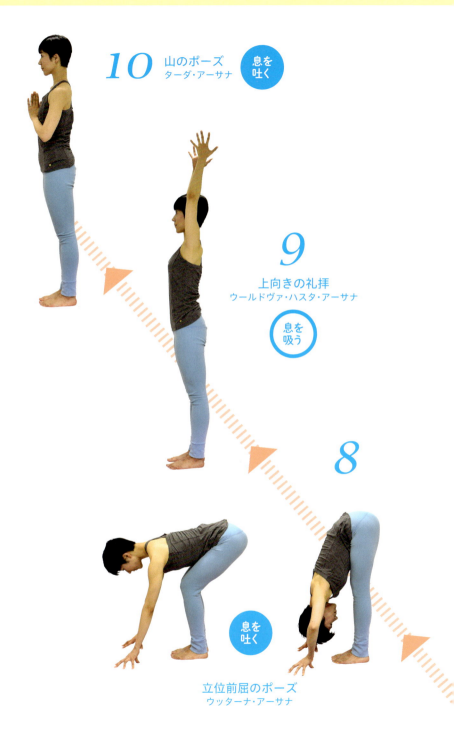

クールダウンはなぜ大切？

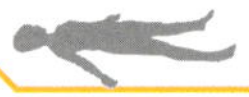

ヨガの一連のポーズは、ピークポーズから次第に体を緩めるポーズへ進むことが大切です。

自律神経の働きを解析すると、ピークポーズで交感神経の活動も最大になります。このままだと体の興奮が止まらず暴走状態になります。

ゆっくりと体の緊張を緩めながら、前屈系のポーズを取り入れ、最後に長めのシャヴァ・アーサナを入れると、副交感神経活動が高まり、体がリラックスモードに切り替えられます。これがクールダウンです。

クールダウンを入れないと、健康的なヨガにはなりません。

とくに重要なのは長めのシャヴァ・アーサナです。

これこそが、ヨガの「至極の幸せポーズ」とも言えます。

① ねじりの前屈
デッド・ウォーリアー

1

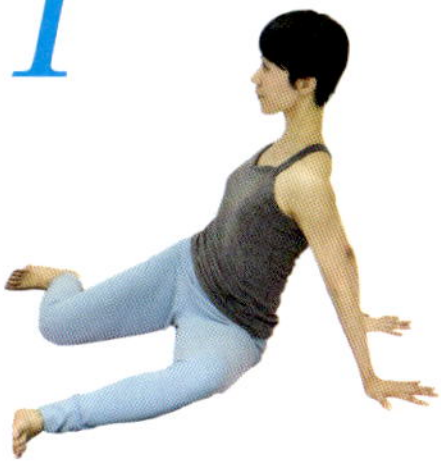

両手を後ろにつき、両ひざを立てて左側に倒す。

2

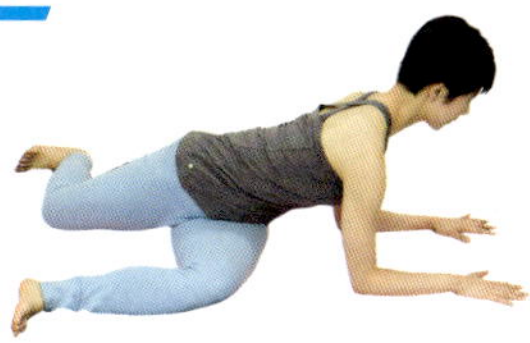

上体を左にねじって後ろを向き、両肘をつく。
5呼吸したら元に戻る。

2のバリエーション

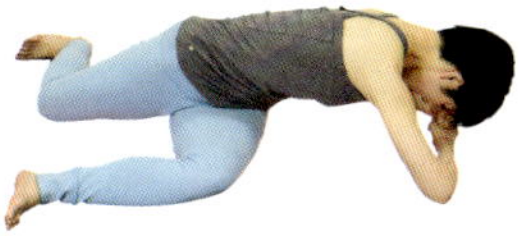

つらくなければ、両腕を床につけ、額を下ろす。

【さらに深めたバージョン】（筋膜も伸びる）

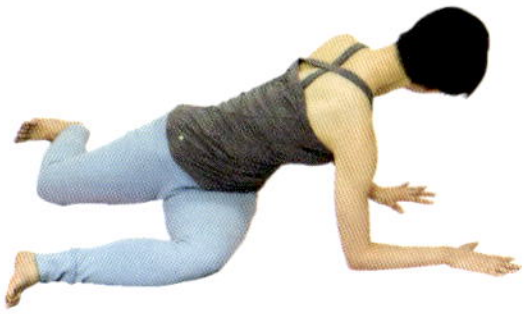

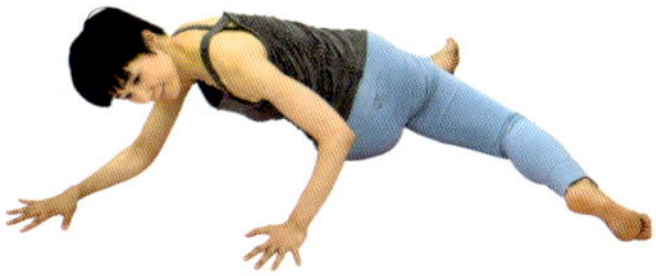

左肘を浮かせながら、上体をさらに左側にねじる。

反対側も行う

② 仰向けで体を横に倒すポーズ
アルダ・カティ・チャクラ・アサナのバリエーション

1 仰向けになり、両腕を上に伸ばす

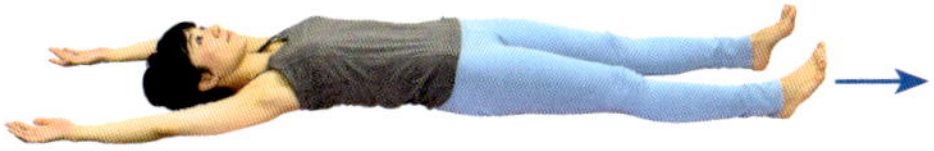

息を吸って両手を上に伸ばし、踵を突き出し、吐きながらさらに上下に伸びる。

2

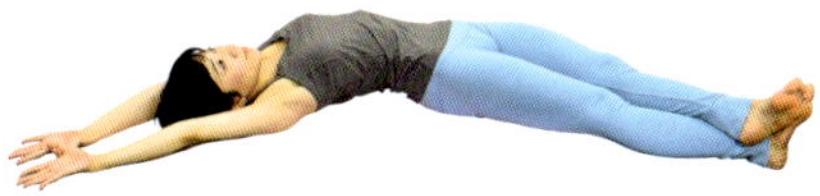

息を吸いながら、親指を絡める。吐きながら、両脚を右側にずらす。
次の吸う息で右足首の上に左足首をのせ、息を吐きながら上体も右側にずらして左体側の伸びを感じる。
これを5呼吸行う。とくに吐く息を長めにする。

反対側も行う

③ 仰向けの合《がっ》せきのポーズ
スプタ・バッダ・コーナ・アーサナ

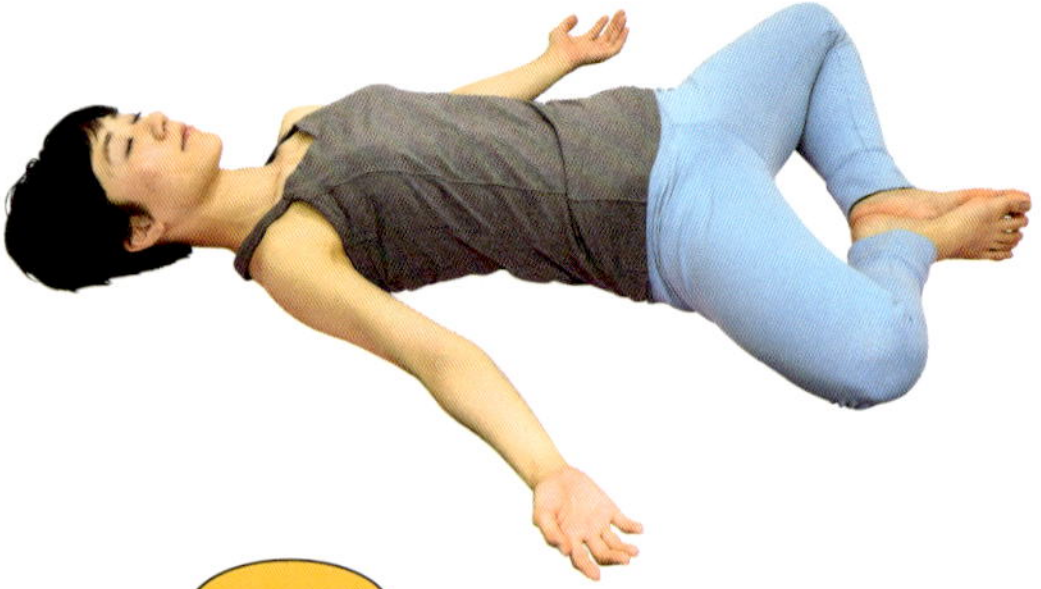

息を吸いながら両ひざを立て、吐きながらひざを左右に開く。
吸いながら両足裏を合わせ、両手のひらを上に向け、体から少し離れたところに置く。
吐く息を長めにして5回呼吸する。

easy!

つらい場合はボルスターを

ひざを開くのがつらい場合は、ボルスターの上で仰向けになり、両ひざの下にヨガブロックを置く。

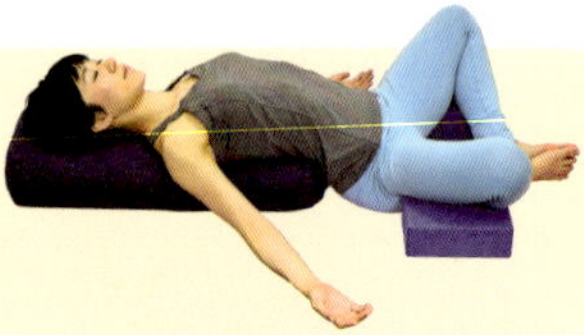

④ 針の穴のポーズ
スチランドラ・アーサナ

仰向けの姿勢で、両ひざを立て、右外くるぶしを左のももの上に乗せる。
両手を左ももの裏で組み、息を吐きながら左ももを胸に引き寄せ、5呼吸する。
このとき頭と肩が上がらないように注意。

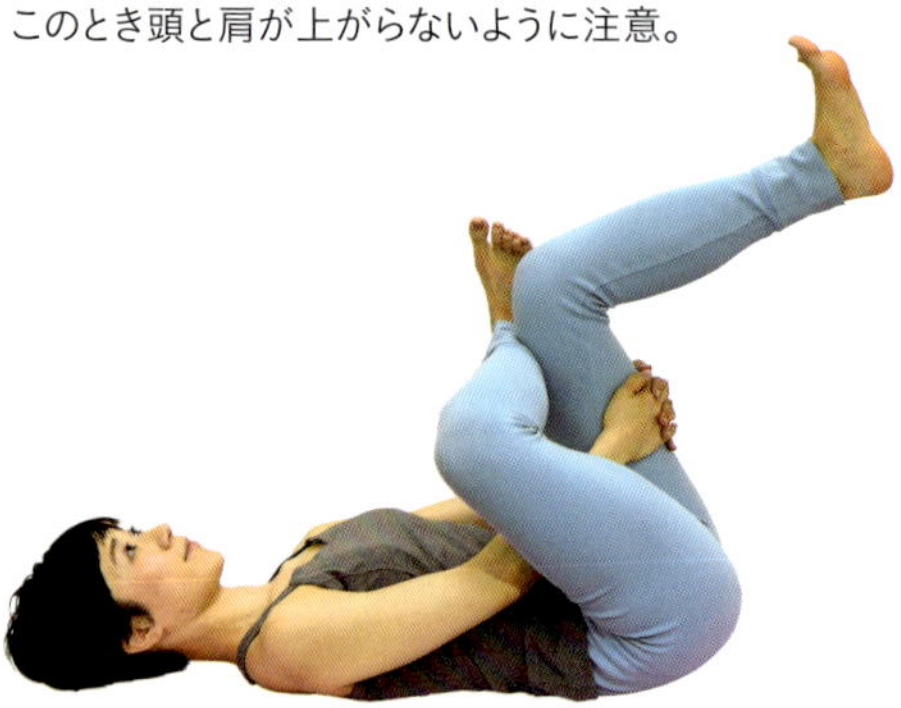

point!

つま先を立てる

ももに乗せているつま先は伸ばさず、足指を立て踵も左側に突き出す。これはひざ関節を痛めない工夫。すねとひざの筋膜ラインを伸ばす応用でもある。

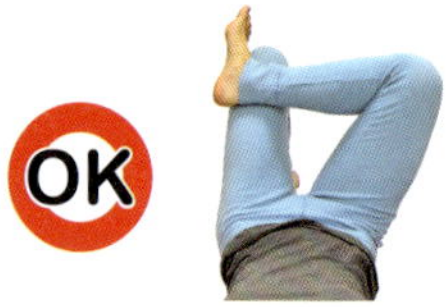

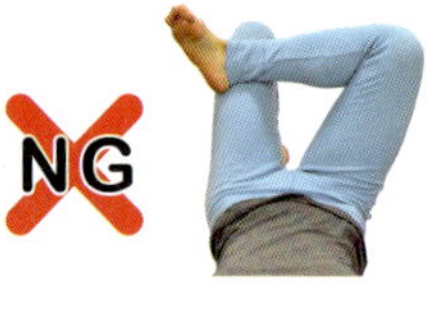

反対側も行う

⑤ 仰向けで片脚をつかむポーズ
スプタ・パーダーングシュタ・アーサナ

1

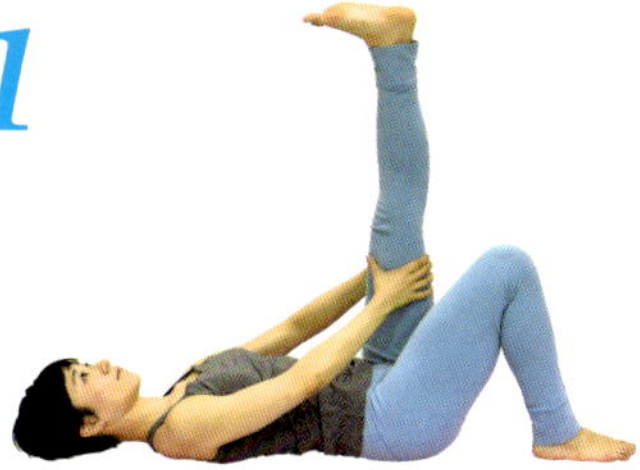

仰向けで両ひざを立て、息を吸いながら、
左脚を上げる。

2

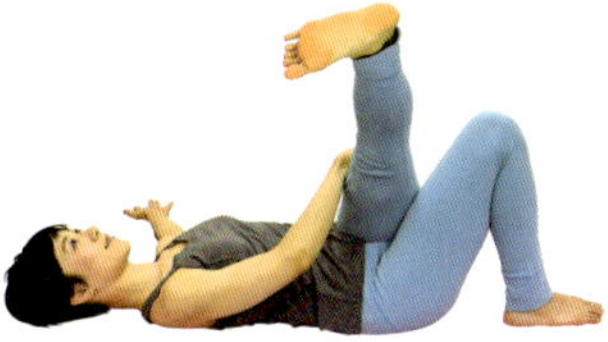

息を吐きながら左ももを内側に回し、吸
いながら右手を左脚の外側にそえて、吐
きながら右側に倒す。
吐く息を長めにして、5呼吸する。

3

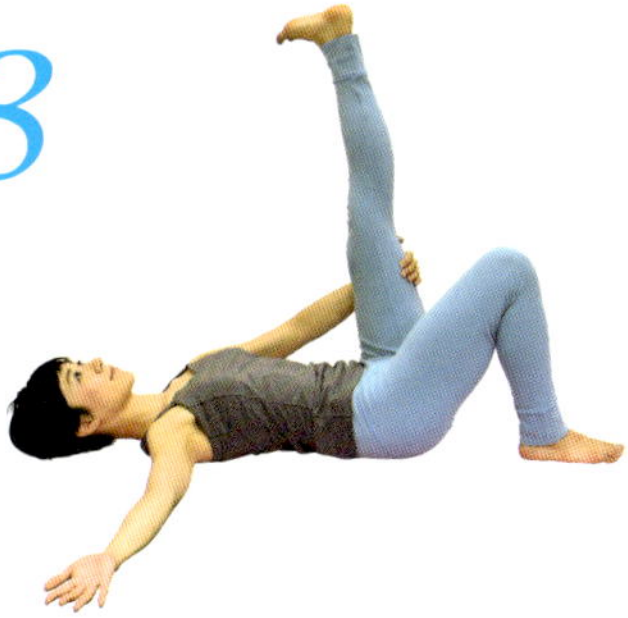

息を吸いながら、左脚を真上に戻す。

4

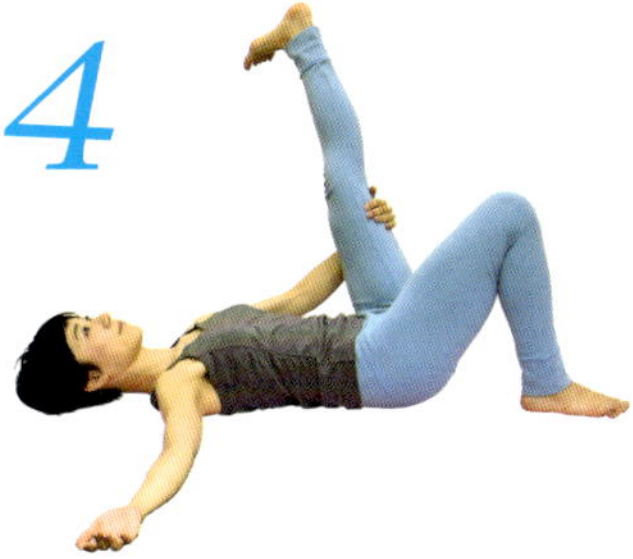

太ももを外側に回し、左手を脚にそえて、
息を吐きながら左側に倒し、5呼吸する。

5

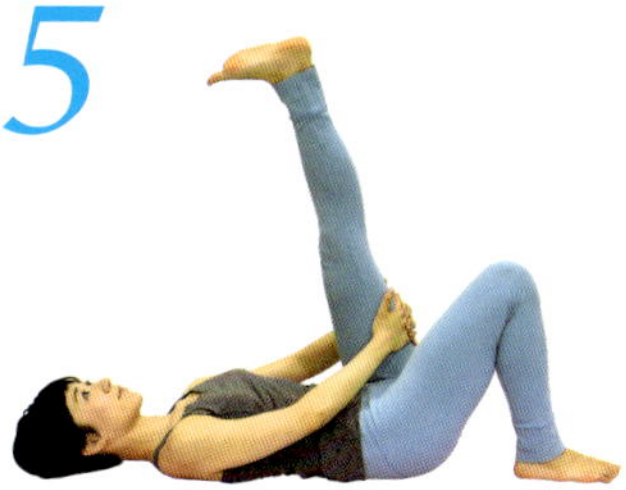

息を吸いながら左脚を真上に戻し、ゆっ
たり吐きながら胸に近づけ、5呼吸する。

easy!

息を吸いながら90度（床と垂直）まで戻し、
吐きながら脚を下ろす。

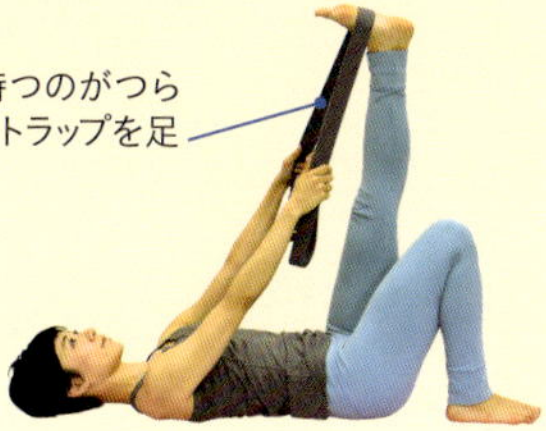

手で脚を持つのがつら
い場合はストラップを足
裏にかけて

反対側も行う

⑥ 屍のポーズ
シャヴァ・アーサナ

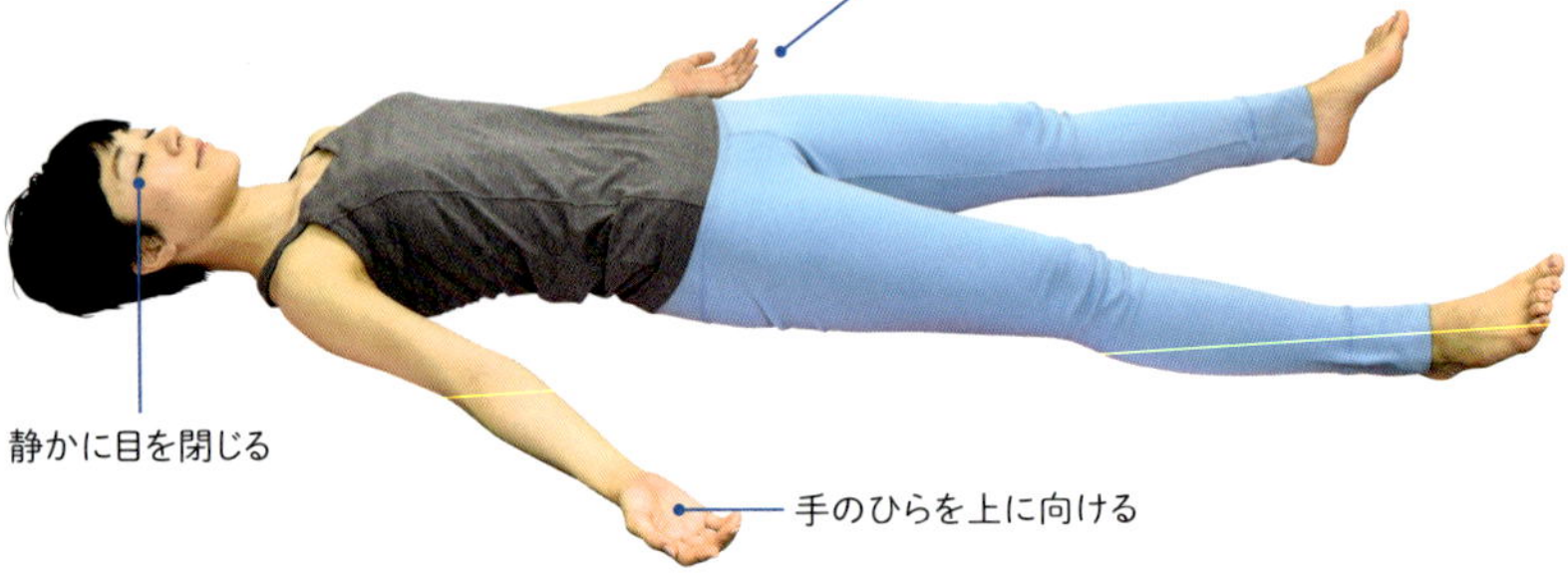
床に体を預けるように
全身の力を抜く
静かに目を閉じる
手のひらを上に向ける

1 仰向けになって両手、両脚をマット幅くらいに広げる。
呼吸に意識を向けて、ゆっくりと呼吸を繰り返す。

2 5〜10分間ほど休んだら、2〜3回手足の指をにぎり、両ひざを曲げて体を右側に倒す。
両手で床を押しながら上体からゆっくりと起き上がる。

※ヨガ・ニドラーや「寝たまんまヨガ 簡単瞑想」は、
このシャヴァ・アーサナの姿勢で行います。

症状別

効果があがる ヨガの実践

Part 8

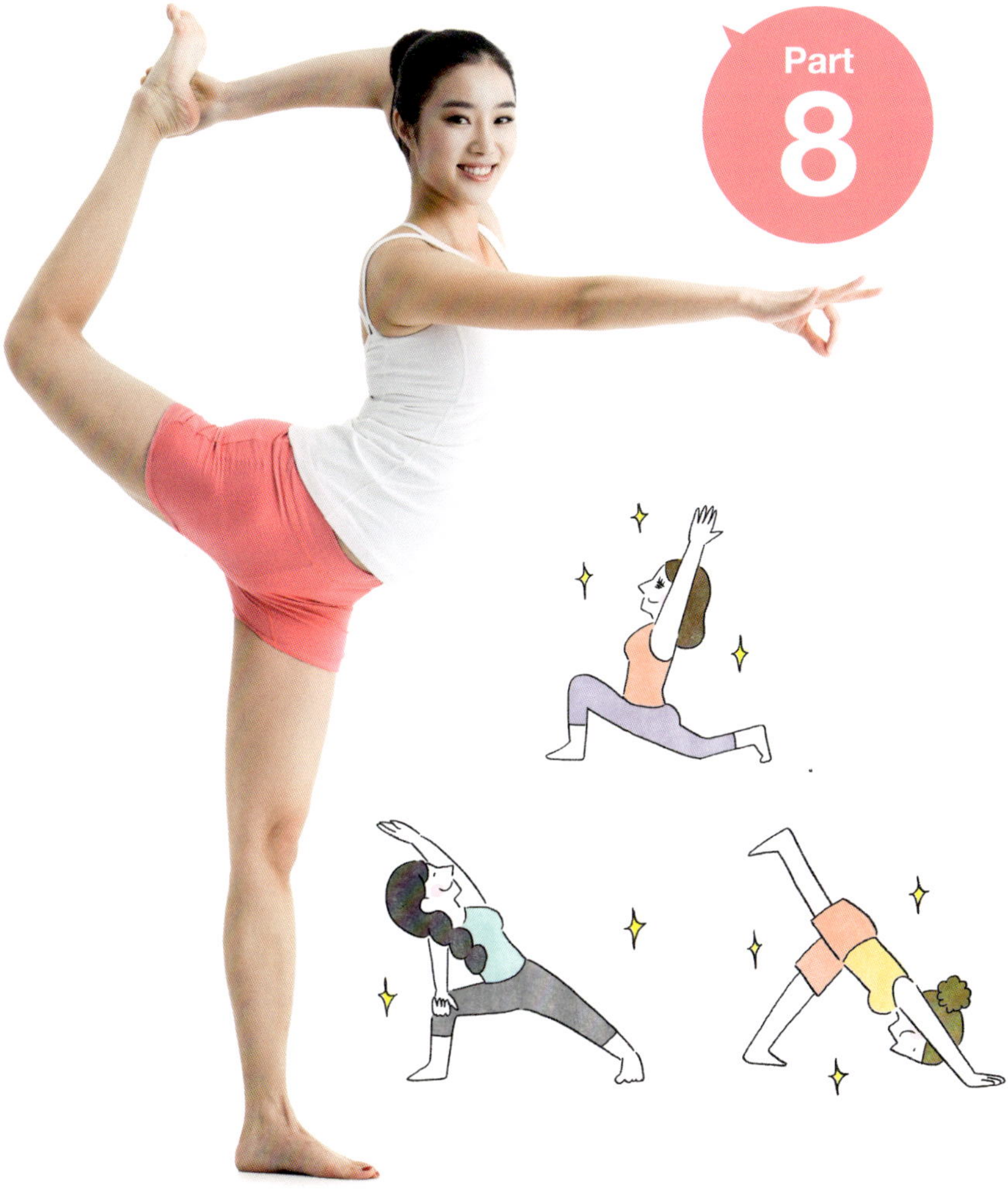

ヨガをやるにあたって大事なこと

ヨガは、ともすれば踵を首の後ろに回したり、腸管が動くように見せたり（実際は腹直筋を時計回りに収縮させているだけですが）といった曲芸に近いようなイメージを持たれがちですが、そういった動きだけでは健康には寄与しません。

ヨガが健康に良い理由の一つが、自律神経の安定です。前にも触れましたが、自律神経はその名の通り、自分の意志では動かすことができません。ところがヨガはこの自律神経の活動にアクセスしてくれるのです。

大切なのは、健康に大いに関係するのが、呼吸を意識し、一連の流れをもったポーズです。しかもヨガのポーズには、交感神経を活発にする動きと副交感神経が活発になる動きがあります。

さらに、メディテーションも健康に関係します。

ヨガとも関連のあるアーユルヴェーダ（インド医学）は、現代医学の立場からもあながち否定できない食事療法や浄化法など健康的な側面をもっており、最近は注目されています。

ここでは、具体的な症状から、どのようなヨガのポーズをとると、より症状の軽減や改善につながるかにフォーカスを絞っています。

注意点が3つあります。

①どの項目も、くり返しになりますが、呼吸のタイミングが重要になります。**吐く息を長め**にすることを必ず意識しましょう。

②**無理は禁物**です。どこかに痛みが出たら、ただちに痛みの出ないところまで戻るか、そのポーズを中止してください。我慢しすぎると逆効果になります。

③一番重要なことは、一つのポーズだけを行うのではなく、必ず、**ウォームアップ（筋膜ヨガバージョン。Part6）**

▼太陽礼拝（Part7前半）

▼症状別ポーズ（Part8）、目的別ポーズ（Part9）

▼クールダウン（Part7後半）

という一連の流れを守って行うことです。

1 肩こり・頭痛

肩こり、首こりは、同じ姿勢や精神的緊張で常に肩や首が緊張し続けると症状が出てきます。

コンピュータを使って仕事をすることが多いため、肩こりや首こりは当たり前の症状と思われていますが、これは筋肉の過剰な緊張により血流が悪くなっているサインです。

最近の研究により、筋膜の緊張も肩こりや首こりと関係していることが分かってきました。

筋肉と筋膜の間に生理食塩水を注入して筋膜の緊張を緩めると、あっという間に肩こりや首こりがとれます。同じように筋肉運動によって筋膜の緊張を伸ばしていくと、肩こりや首こりもやわらいできます。

肩こり・首こりに伴う頭痛を緊張型頭痛と呼びますが、肩こりや首こりが取れると軽くなります。緊張型頭痛がひどくなると鎮痛剤でも軽くできませんが、あるポイントを刺激すると上半身の血流がよくなり、肩こり、首こり、頭痛が軽くなります。

その場所が第二頸髄です。頸髄は8本あるのですが、その中で2番目の神経が肩こり、首こりや緊張型頭痛に深く関与しています。

第二頸髄のある皮膚を1〜2分間、強く圧迫すると、肩こり、首こり、それに伴う頭痛が軽くなり、消えることもあります。

ヨガのポーズでは第二頸髄を刺激することや、筋膜を緩めて筋肉の血流を増すポーズが大切になります。

① 脚を開いた立位の前屈 +バリエーション

プラサーリタ・パードッターナ・アーサナ

ポーズの前に

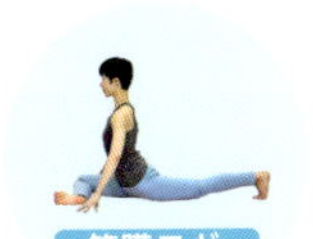
筋膜ヨガ

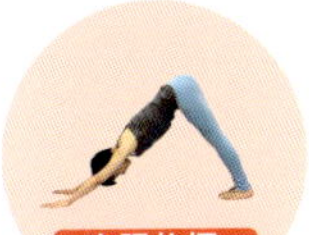
太陽礼拝

1 息を吸いながら、両手を腰の後ろに回し、手のひらを背中に向けて組み、肩甲骨を寄せて胸を張る。

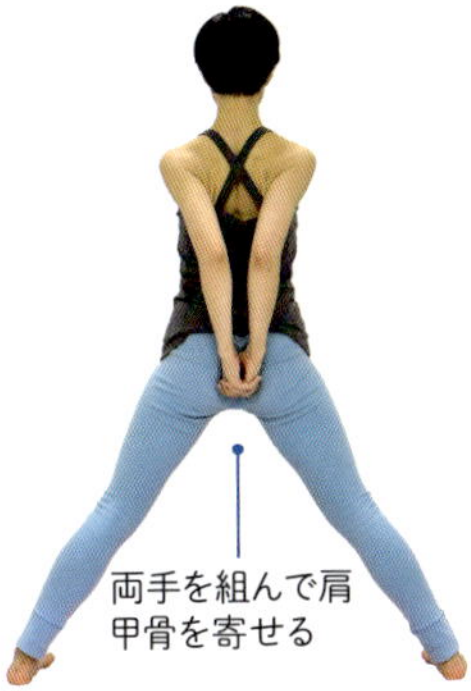
両手を組んで肩
甲骨を寄せる

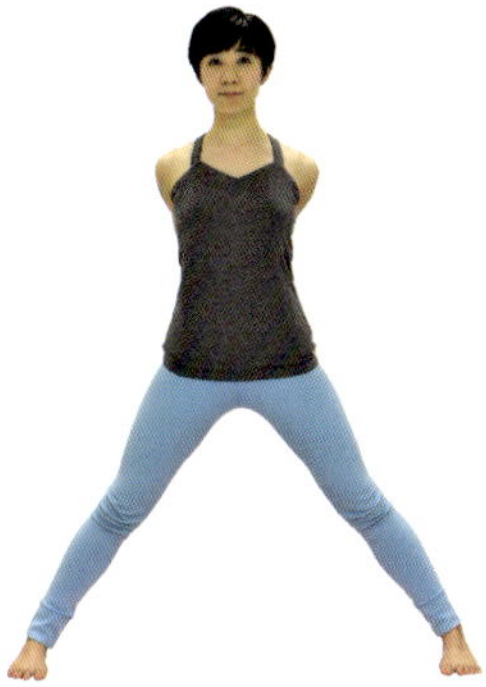

2 ゆったりと息を吐きながら、できるところまで前屈。同時に肘も伸ばす。

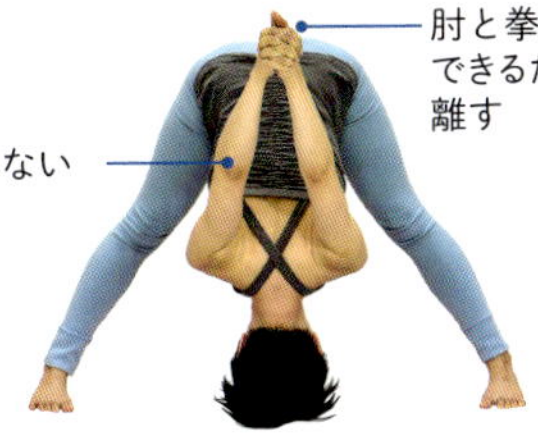
肘と拳を腰から
できるだけ遠くに
離す
肘をロックしない

3

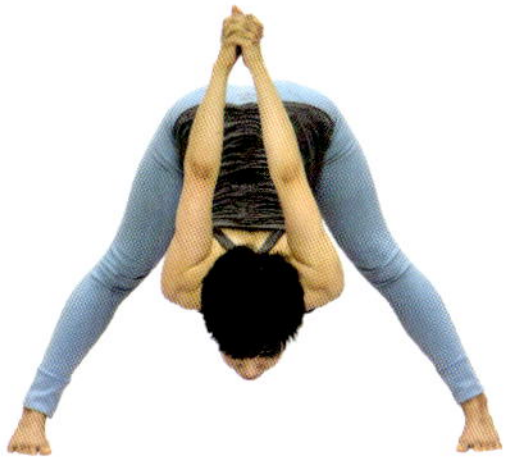

息を吸いながら頭だけを持ち上げ、組んだ両腕に近づける。
数秒間キープし、吐きながら頭を下ろす。
1〜3を3回繰り返したら、組む指を入れ替えて、同じことを3呼吸繰り返す。

4 筋膜バージョン

筋膜ヨガでは、腰の後ろで、手のひらを下にして小指から中指まで組み、手の甲を背屈し（反らせ）、前屈するとともに肘を伸ばしながら、手のひらを外へ反り返らす。

筋膜ラインが動いて胸が張り、肩甲骨が寄る。

呼吸とともに頭を両腕に近づける。

後ろ手の方法は162ページを参照。

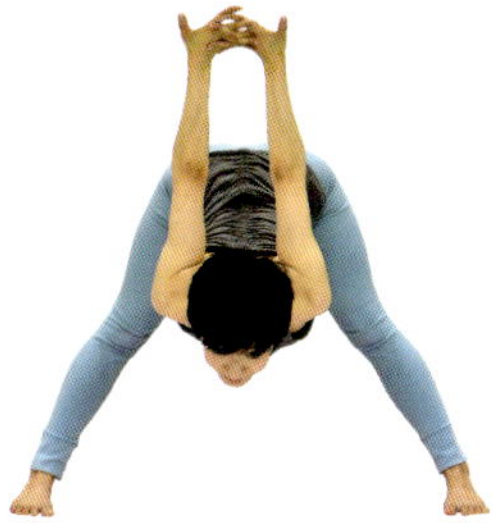

❷ 上体だけの牛の顔のポーズ
ゴームカ・アーサナ

1 背中の後ろで腕を組む

あぐらで座る。
右腕を上に伸ばし、右肘を曲げて手のひらを背中にもっていく。
左腕は下から肘を曲げて背中にもっていき、背中の後ろで両手を組む。

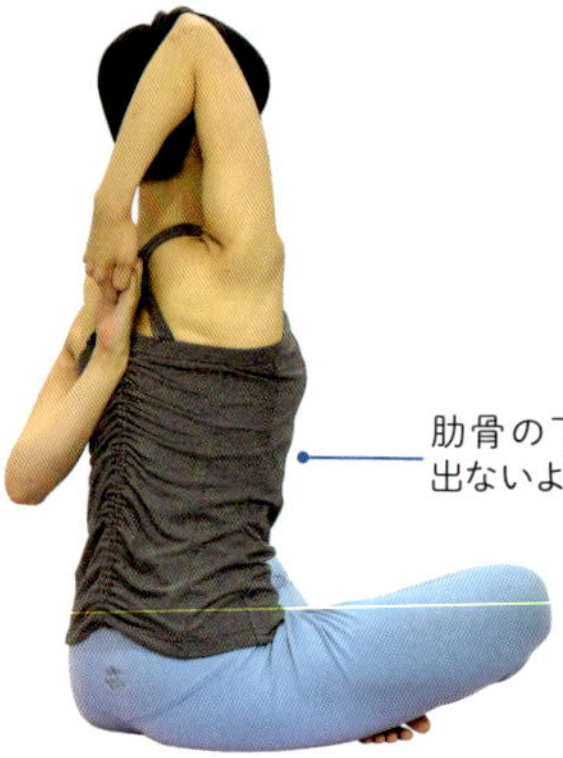

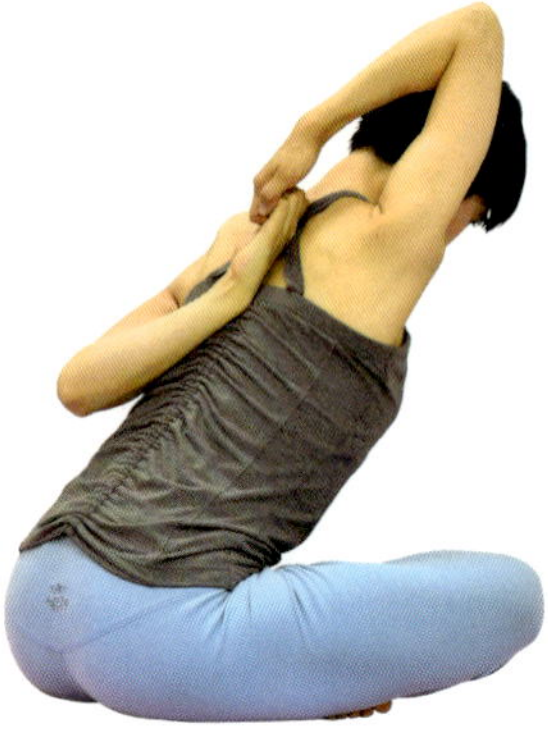

2 前屈する

1の状態のまま息を吸って、ゆったりと吐きながら前屈し、背中と首の筋膜を伸ばす。
5呼吸する。

反対側も行う

easy!

できなければタオルを使う

背中で指が組めなければ、ストラップやタオルを使う。
吐く息を長めにして同じように前屈をキープする。

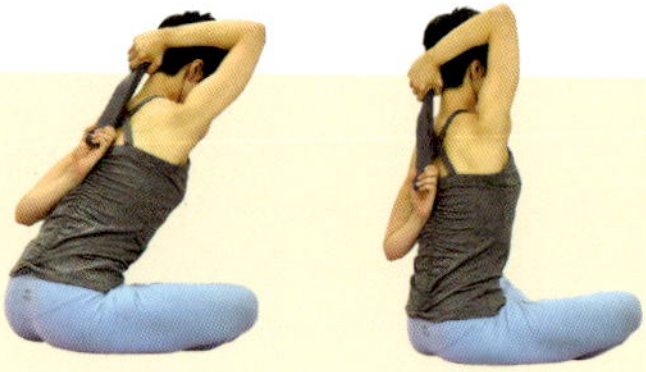

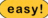

③ 腕だけの鷲のポーズ＋前屈
ガルダ・アーサナ

1 腕を組む

両腕を前に伸ばす。まず左腕を上にして、下から右腕をクロスする。

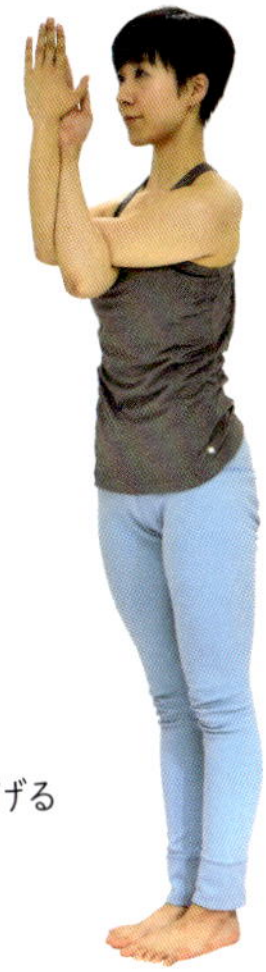

2 組んだ両腕を上げる

両肘を曲げて左右の腕を絡ませたまま手のひらを合わせ、息をゆったり吐きながら両腕を上に上げ、顔から離す。

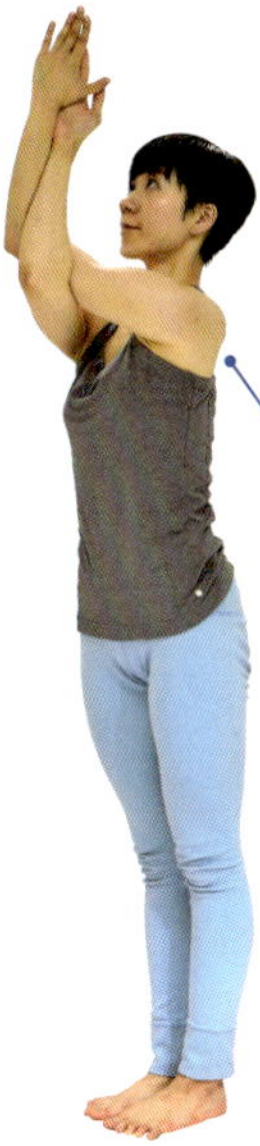

肩甲骨を広げる

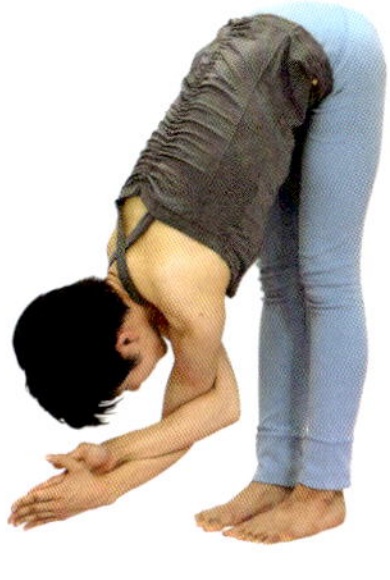

3 前屈する

上体を前屈しながら、両腕を顔から離していくと、さらに肩と背中の筋膜が伸びる。ここで5呼吸する。

easy!

手のひらが合わせられない場合

両手は、手の甲を合わせるだけでも良い。このとき両腕は前に伸ばし、吐く息で顔から離して、5呼吸はキープする。

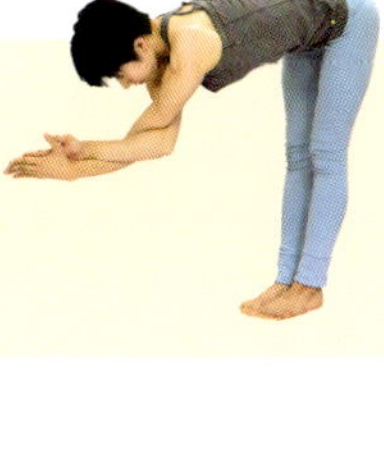

ポーズの後に

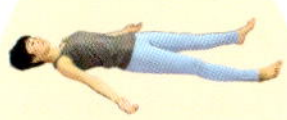

クールダウン

反対側も行う

2 腰痛

腰痛は全国で約5人に1人が抱えるほど多い症状です。そのうち病因が特定できるのは2~3割と言われています。残りの7~8割は原因不明なのです。

姿勢と関係の深い人が多いことが知られています。パソコンでの仕事を猫背で長時間続けたり、長時間の立ち仕事だったり、長距離運転や長距離移動で座りっぱなしだと同じ姿勢を強いられ、しつこい腰痛に悩まされます。ハイヒール、運動不足からくる肥満、寝具類が柔らかすぎたり硬すぎたりといったことでも腰痛が起こります。これらの症状は脊柱骨の配列（アライメント）が歪んだ結果、腰部の筋肉や筋膜に異常な緊張と負担がかかった結果と言われています。

わたしたち人類は、直立二足歩行をするため、重力に逆らって立ち上がる筋肉が進化してきました。背筋を伸ばす脊柱起立筋、重い頭を支える頸部と肩の筋肉群、脊柱と下半身をつなぐ腸腰筋群、歩き、走るために発達した下半身の筋肉群などを抗重力筋といいます。

ヨガのポーズは、自分の力と重力を使って、太い骨の周りの筋肉を鍛えます。自ら抗重力筋を使うことで血液の循環が良くなり緊張がほぐれます。アライメントを正しくするためには、脊柱が上下に伸びる意識を持ち、片側にだけ動かすポーズのときは必ず左右対称に行うことが大切です。

原因不明の腰痛の中には、精神的ストレスでも起こるものがあることが分かってきました。痛みに対する脳の感受性が増すのです。体を動かすヨガや、心の安定を促すメディテーションは、自律神経が安定になるだけではなく、脳が感じるストレスの緩和にもなり、腰痛対策につながります。ただし前屈や後屈で激しい腰痛が起きてしまうときは、ただちに医師の診察を受けて下さい。

❶ 脚を伸ばした 半分の魚の王 ＋バリエーション

アルダ・マツィエンドラ・アーサナ

ポーズの前に

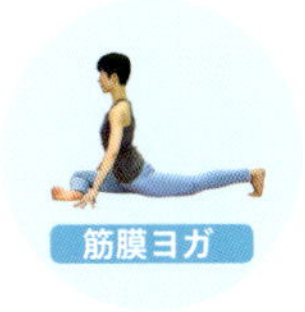

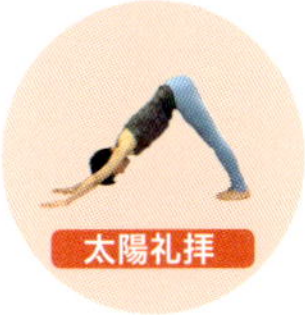

1

両腕を伸ばして座る。
坐骨をしっかり床につけ、骨盤を床に垂直に立てる。両手を後ろに置く。

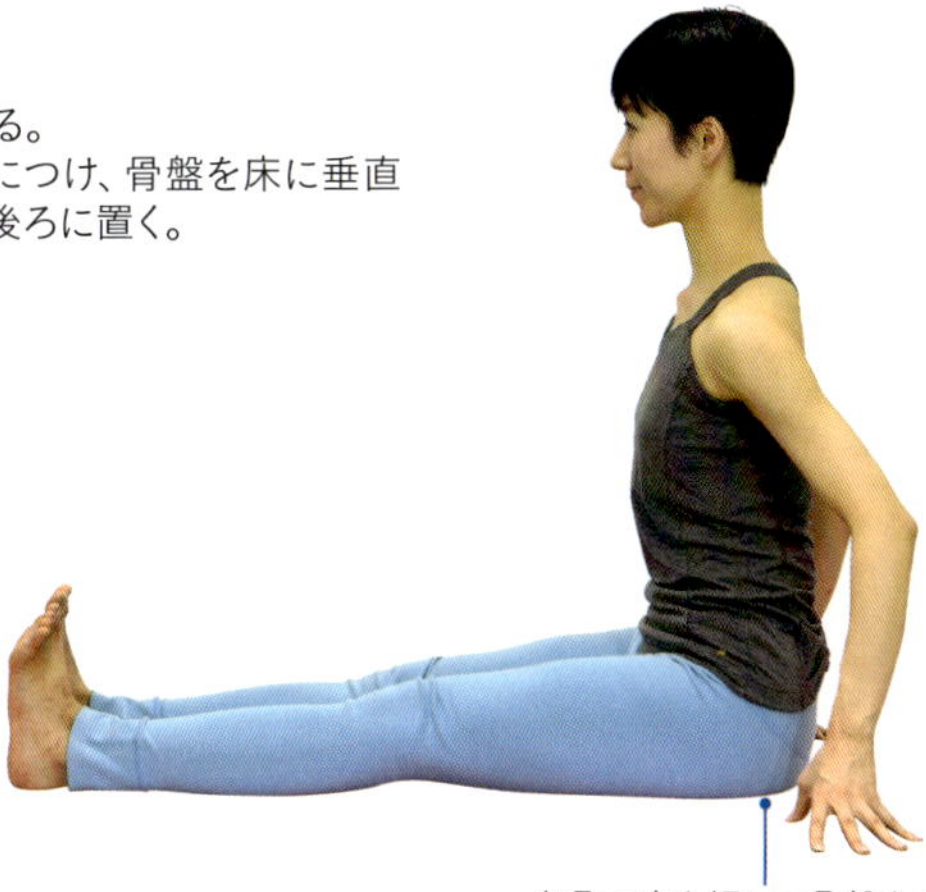

坐骨で床を押して骨盤を立てる

2

左のひざを曲げ、左脚を右脚の外側におく。
息を吸いながら、背骨を軸にして上体を真上に伸ばす。
右手は左ひざにあて、左手は後ろへつく。
息を吐きながら、上体を左にねじる。
吸いながら正面に戻る。

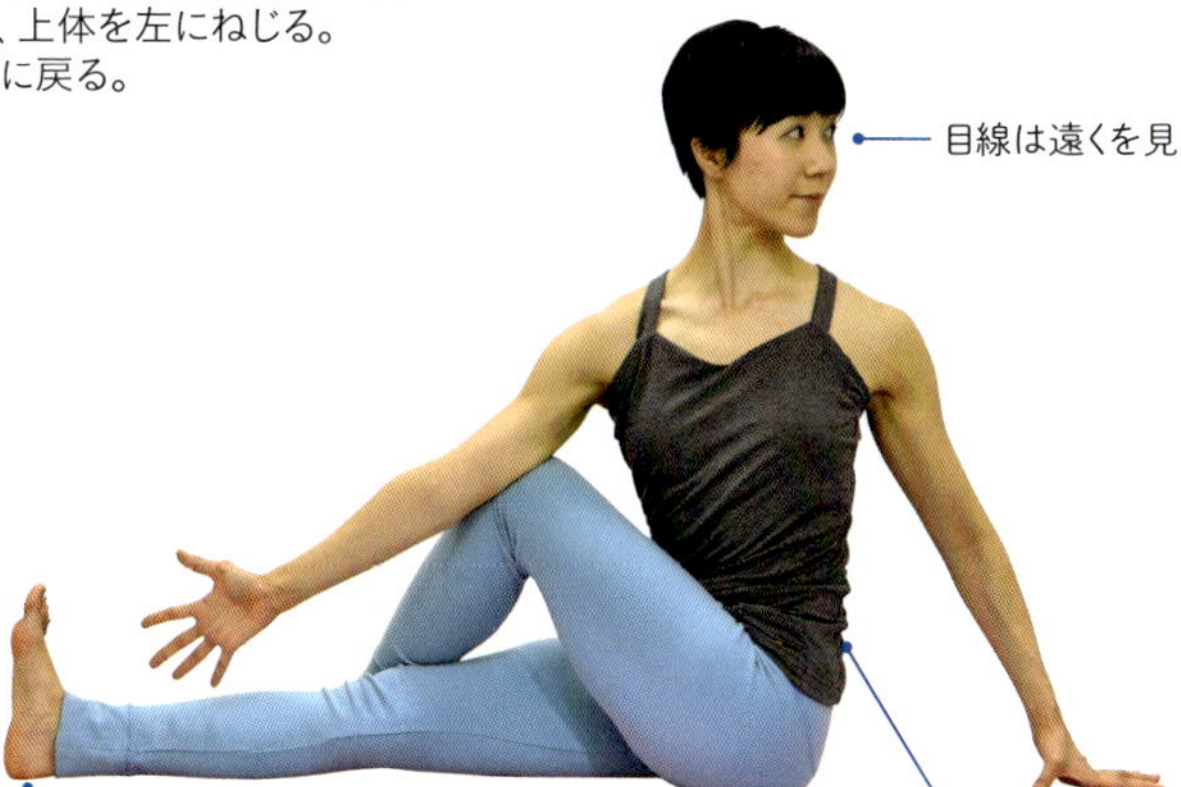

目線は遠くを見る

踵を突き出す

背骨を軸にして上半身を水平にねじる

反対側も行う

❷ つばめのポーズ
シャラバ・アーサナのバリエーション

1 うつ伏せになって、腰の横で両手のひらをマットに置き、あごを床につける。

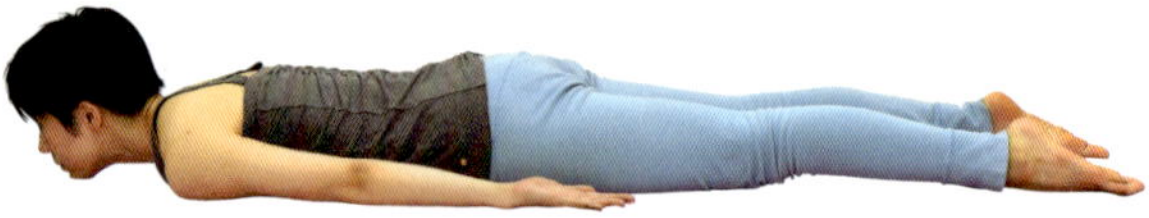

2 息を吸いながら、上体を持ち上げる。この状態で5～10呼吸する。

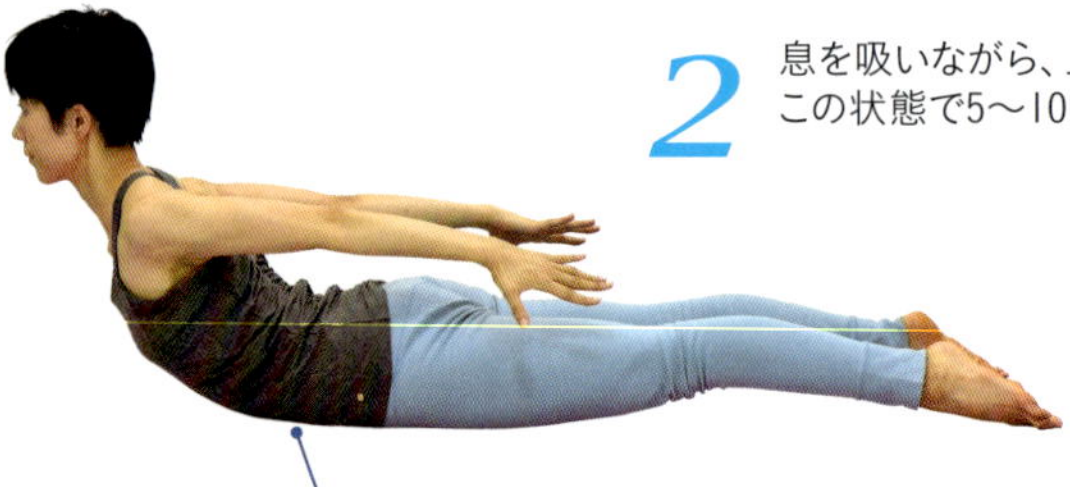

おへそを床から少し浮かせるようにして腹筋を引き締める

❸ 針の穴のポーズ
スチランドラ・アーサナ

仰向けの姿勢で、両ひざを立て、右外くるぶしを左のももの上に乗せる。
両手を左ももの裏で組み、息を吐きながら左ももを胸に引き寄せ、5呼吸する。
このとき頭と肩が上がらないように注意。

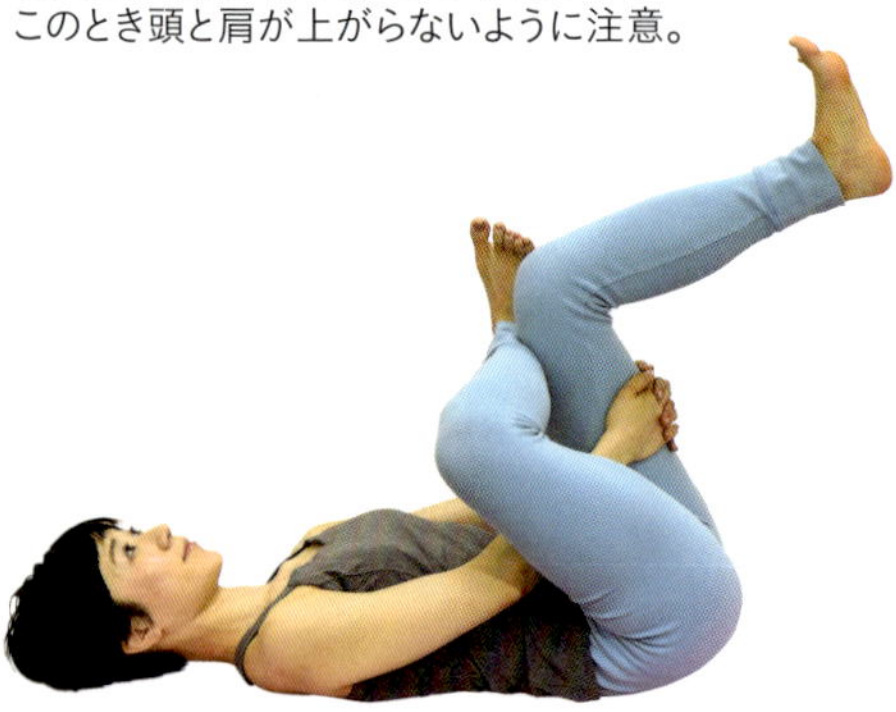

反対側も行う

point!

つま先を立てる

ももに乗せているつま先は伸ばさず、足指を立て踵も左側に突き出す。これはひざ関節を痛めない工夫。すねとひざの筋膜ラインを伸ばす応用でもある。

OK

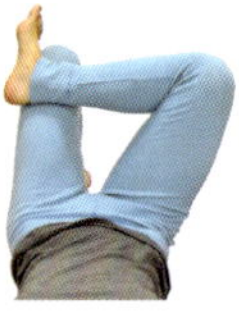

NG

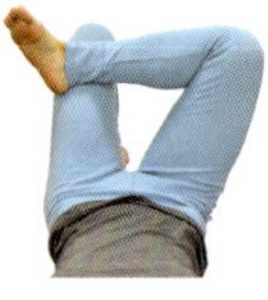

④ 行かないでポーズ
キャット＆カウのバリエーション

1 つま先を立てて四つんばいになる
ひざと腰、手のひらと肩を結ぶライン
を床に垂直に。

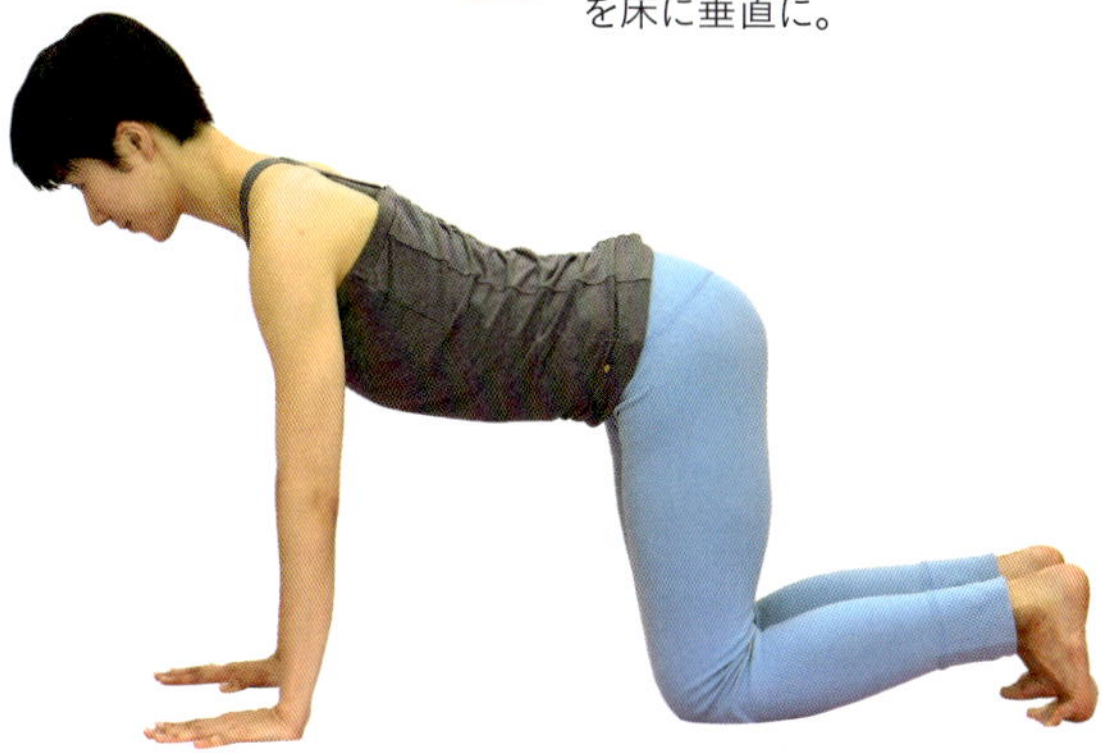

2 左腕を床と平行に前に伸ばし、踵を突き出して右脚を後ろに伸ばし、前後に伸びる。お腹が落ちないようにする。

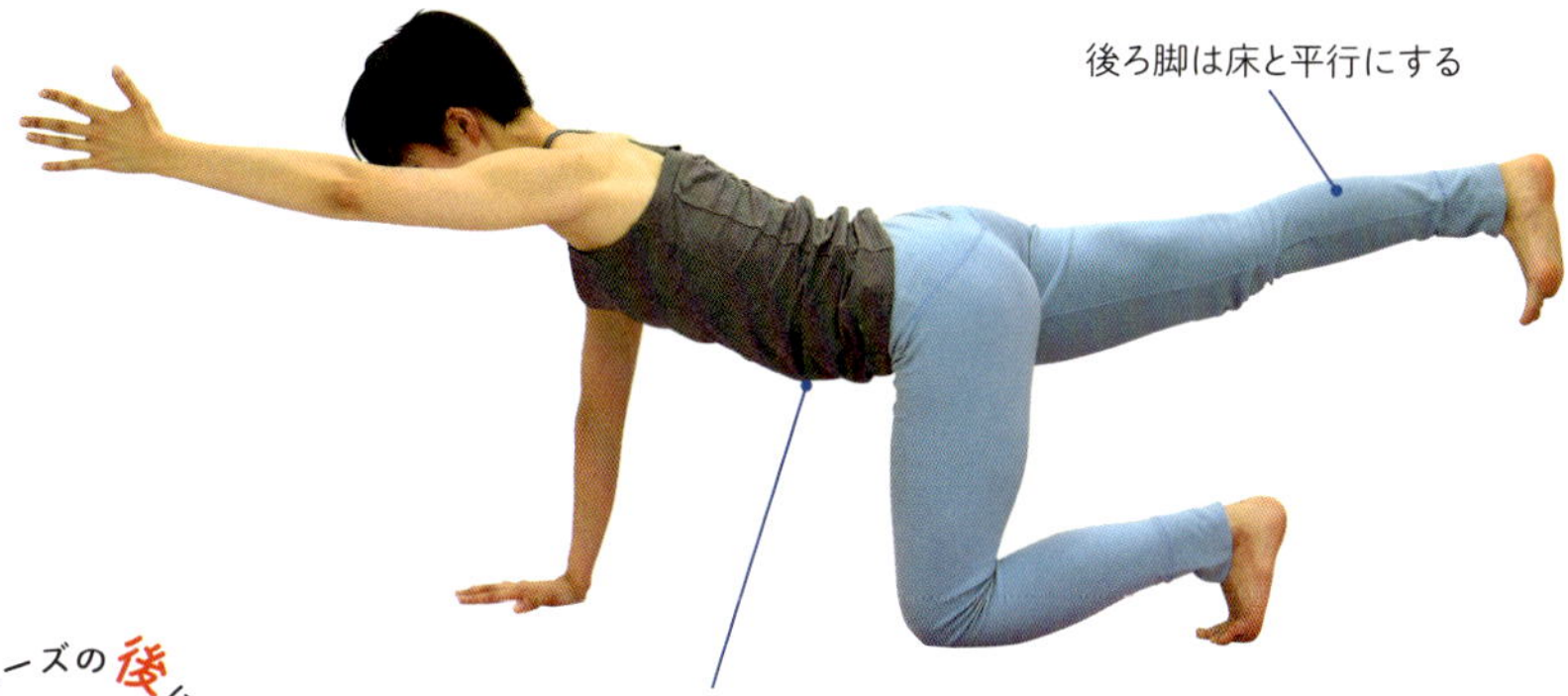
後ろ脚は床と平行にする
お腹が落ちないように

ポーズの後に

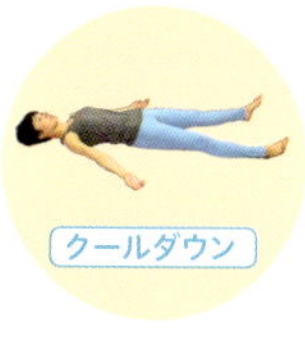

反対側も行う

3 便秘

便秘症とは、3日以上も便が出ないとか、毎日出ても残便感がある場合をいいます。女性に多いです。女性ホルモンの一つである黄体ホルモンには便の水分吸収を促進する作用があります。月経前に便秘気味になりやすいのはこのためです。

ダイエットによる無理な小食も原因になるし、忙しすぎて便意を我慢してしまうと出す機会を失い便秘になります。これらは誰にでも起こりうる生理的な便秘ともいえます。

ところが、肛門のすぐ上にある直腸が風船のように緩みすぎると、排便する感覚が鈍くなります（直腸瘤と言います）。大腸ガンでも便秘になることがありますし、血便が出ることもあります。これらは医師の診断と治療が必要になります。ヨガのポーズで解消できるのは、このような病的な便秘症ではありません。

たとえば、ストレスによって起こる便秘症に、最近増加傾向を示している過敏性腸症候群（ＩＢＳ）があります。若い人に多く、下痢が多いのですが、便秘と下痢をしつこくくり返すことがあり、緊張したりするとすぐに便秘になってしまうのです。ＩＢＳの便秘型も女性に多い傾向にあり、中年の女性にも認められます。ストレスによって起こる便秘症では、自律神経が異常に興奮して便が出にくくなっていますし、生理前後や生理的な便秘症や運動不足でも便がたまりやすくなっています。このような便秘症には、ヨガのポーズや呼吸法が有効な手段となります。

便は大腸で作られますが、必ず右脇腹から左脇腹へ移動して直腸から肛門に達します。ねじりのポーズはこの便を移動させるのに効果的です。

❶ 半分の魚の王
アルダ・マツィエンドラ・アーサナ

ポーズの前に

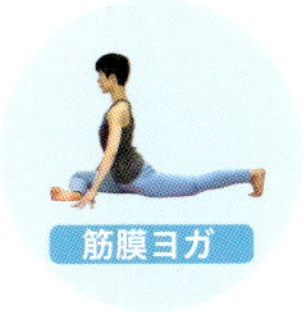

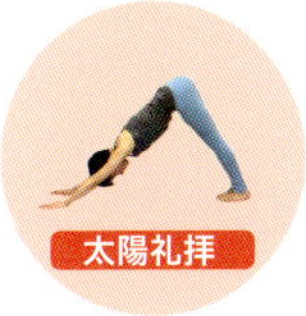

便秘の時のねじりのポーズは、必ず左回りを先に行います。
とくに最初の左回りの時には、左脇腹をゆるめ、右脇腹を収縮して緊張させることです。このとき右側屈を少し入れると、さらに効果的に便が移動します（筋膜ヨガバージョン）。
そのあと右回しのねじりをします。右回しでは右脇をゆるめ、左脇腹を締めます。やはり左側屈を意識します。
こうして便の流れに沿ってポーズを組むことが排便を促すことになります。

1

両ひざを立て、右ひざを外側に開く。
右の踵を左のお尻の横に置き、左足を右ももの外へ置く。

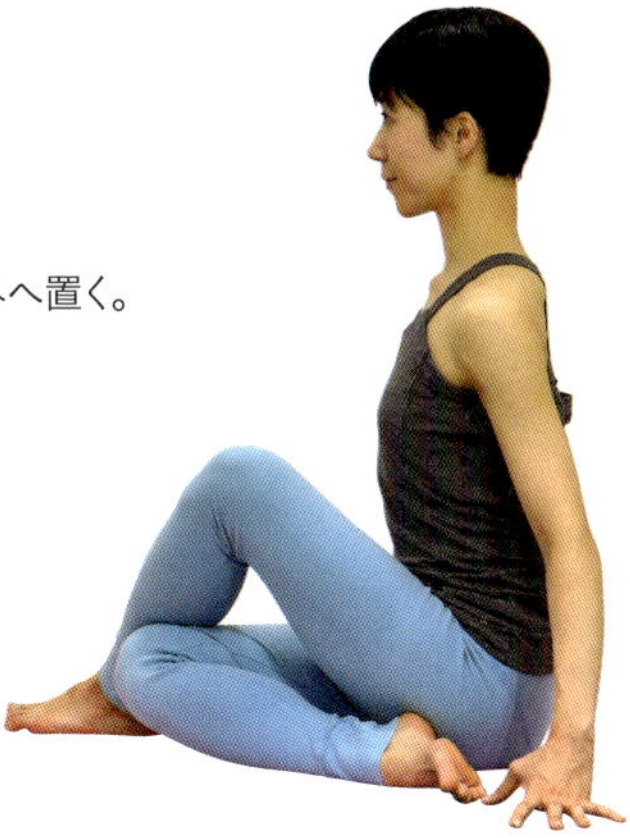

2

左手を後ろの床に置く。左脚の外側に右腕を当てる。
息を吸って、背筋を伸ばす。
吐きながら右肘で左脚と反発させるようにねじる。

便秘の改善を目的にするときは、必ず左回りからねじる。
右脇腹を収縮させ左脇腹をゆるめる。

筋膜バージョンでは右側屈を少し入れると高い効果が得られる。

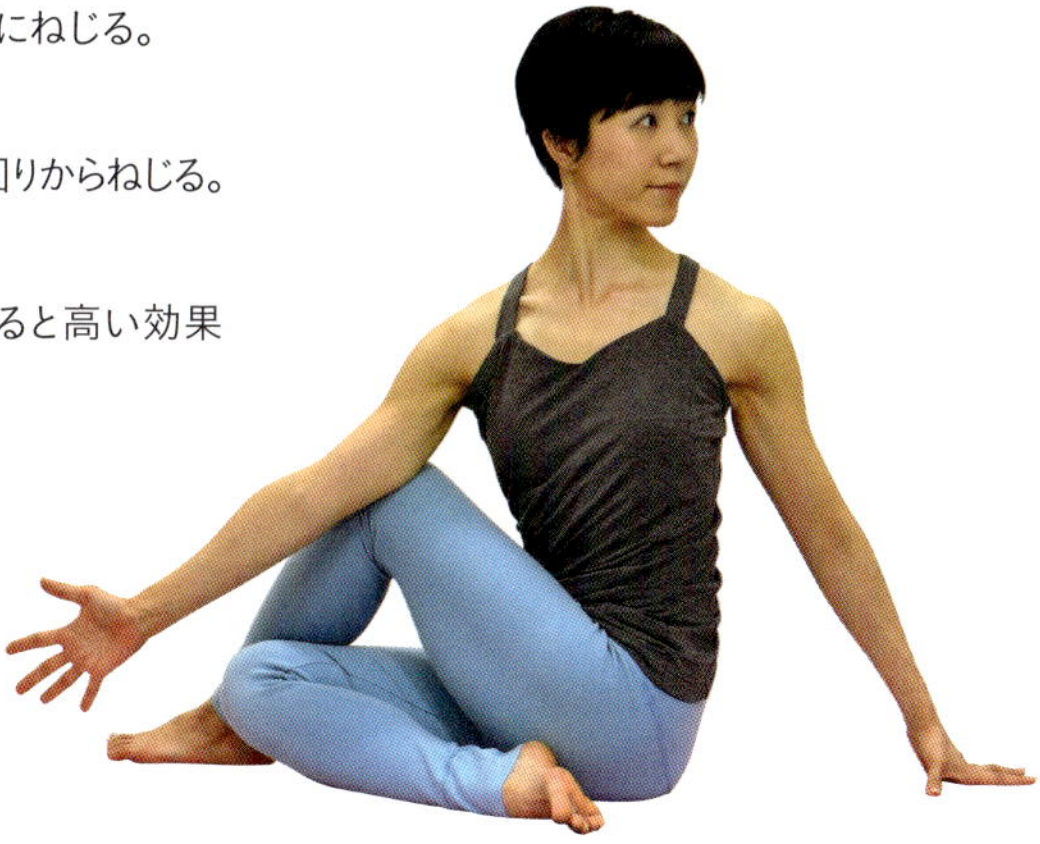

反対側も行う

❷ 弓のポーズ
ダヌラ・アーサナ

1 うつ伏せになり、両手で足首か足の甲を持つ。
尾骨を下げ、両脚を寄せ合う。

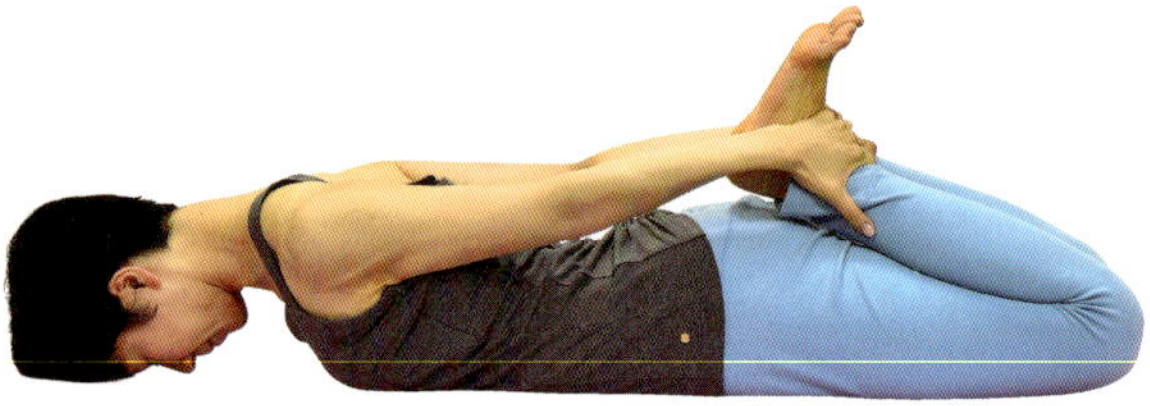

2 息を吸いながら、踵をお尻から離すように足を蹴り上げるようにして、尾骨をさらに下げ、腹筋を締めながら、上体を引き上げる。

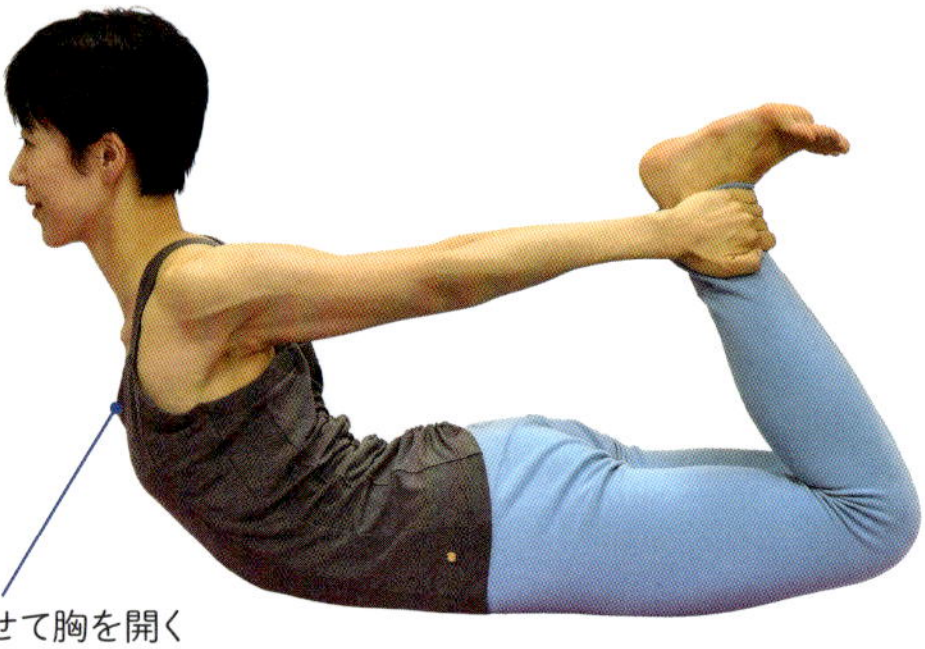

❸ ねじりの前屈
デッド・ウォーリアー

1

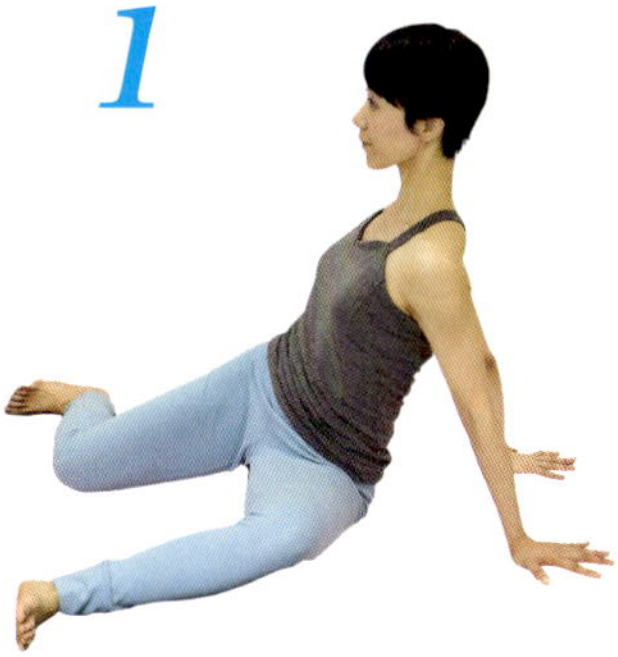

両手を後ろにつき、両ひざを立てて左側に倒す。

2

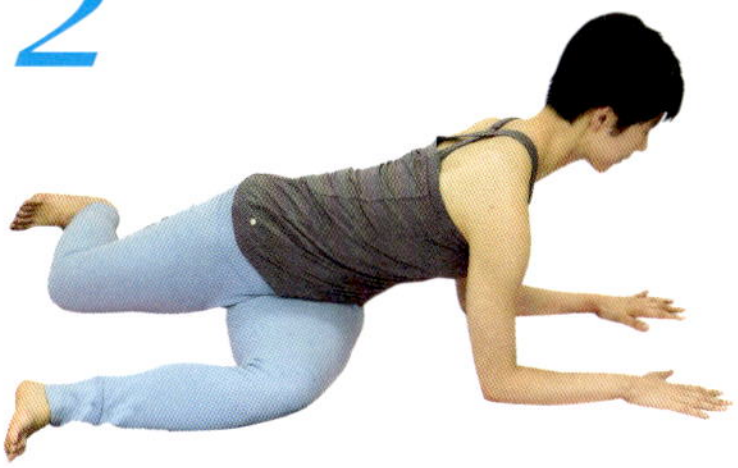

上体を左にねじって後ろを向き、肘と両手のひらを置く。
５呼吸したら元に戻る。

2のバリエーション

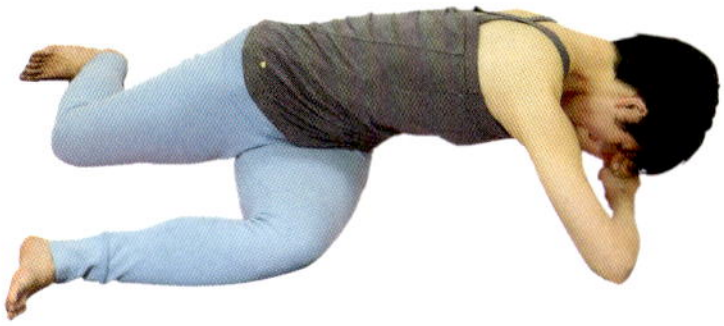

つらくなければ、両腕を床につけ、額を下ろす。

【さらに深めたバージョン】（筋膜も伸びる）

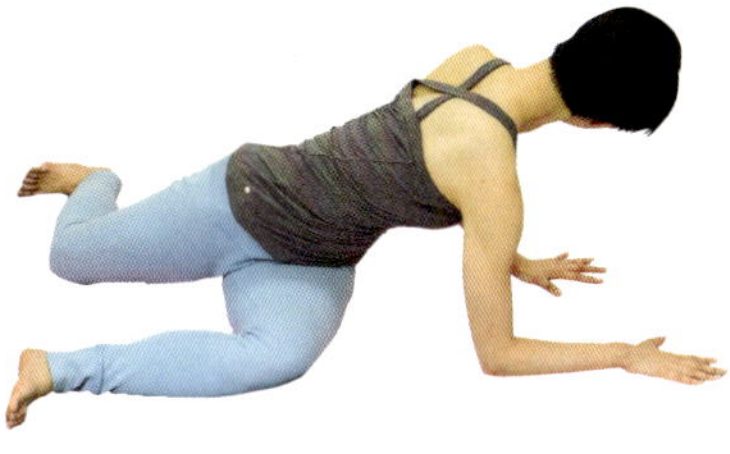

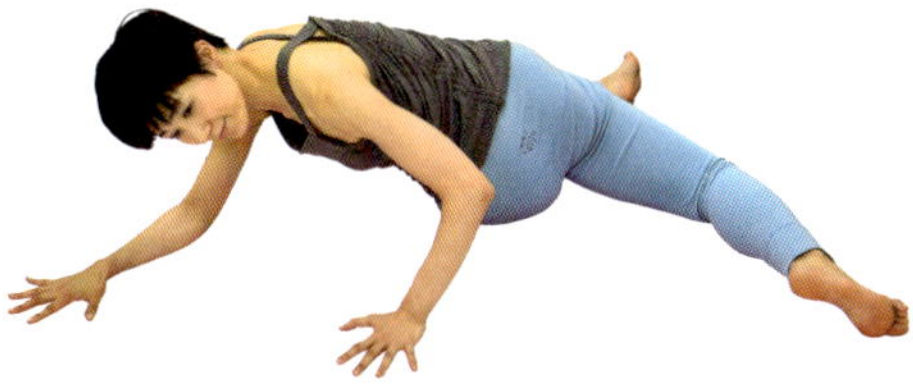

左肘を浮かせながら、上体をさらに左側にねじる。

ポーズの後に

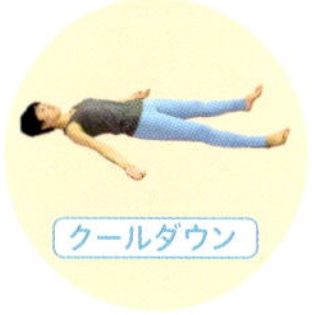

反対側も行う

「クールダウン」（Part7）で出てきたポーズです。便秘解消のためには、「半分の魚の王のポーズ」同様に、やはり「左側にねじる」から始めるのがポイントです。右側屈を入れるとさらに効果的です（筋膜ヨガバージョン）。

4 不眠

不眠も現代人が抱える大きな症状の一つです。なかなか寝付けない入眠障害、寝ても途中で目が覚める中途覚醒、予定より朝早く起きてしまう早朝覚醒、いくら寝ても熟睡感のない眠りなどです。日本人の不眠を訴える人は全人口の21・4%、約2千万人以上の人が不眠で悩んでおり、約5%以上の人が睡眠導入薬を飲んでいます。この傾向は年齢とともに増加していることが知られています。

不眠のきっかけはストレスから起こることが多いです。女性は不眠を訴えるリスクが男性の2倍以上と言われています。ストレスを受けやすいからと考えられています。嫌な人間関係や出来事、時間に追われた生活、将来への不安、緊張を強いられる環境などで、心への癒やしが足りなくなってしまうのです。

多くのストレスは、心とともに体も緊張させ、日常生活にも影響を与えます。緊張しすぎた結果、体がだるく疲れやすくなります。気力も低下し、さらに仕事の能率も落ちてしまう。これがまたストレスとなり不眠のきっかけを作り出すという「負の連鎖」に陥るのです。睡眠のリズムがさらに崩れ、自律神経とホルモンのバランスも崩れて、肩こり、首こり、腰痛、頭痛、片頭痛、咳発作、生理痛、下痢、便秘などの症状が出てしまいます。

このような緊張をとくポーズが心と体に良いことになります。それはゆったりとした呼吸、前屈、シャヴァ・アーサナです。寝る前に、吐く時間をゆったりと長くし、猫背にならないように、背中を広げる意識で前屈をしましょう。

「寝たまんまヨガ」は、寝る前に聞くと、張りつめた緊張感を緩め、眠りに入っていくことができます。このアプリは「寝オチする！」と、ヨガをしない人の間でもたいへん人気があり、すでに160万以上ダウンロードされています。

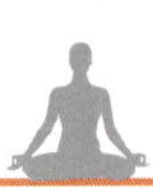

① 座位の前屈
アルダ・パスチモッターナ・アーサナ

ポーズの前に

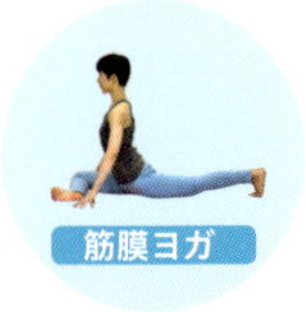
筋膜ヨガ

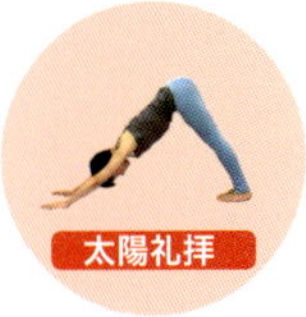
太陽礼拝

1 両脚を伸ばして座り、背骨を伸ばし、骨盤を立てる。
両手を足に置いて上体を前に倒す。

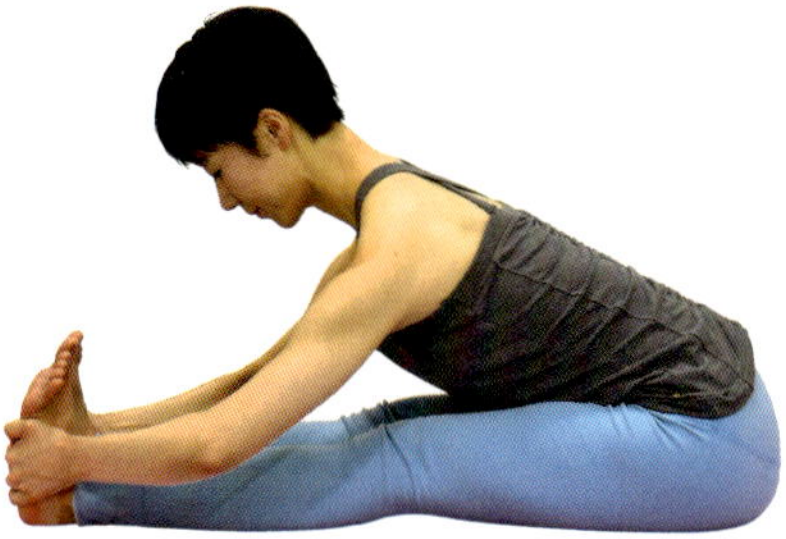

easy!

前屈がつらい人は、両膝を曲げ、両手ですねをもって、骨盤を立て、背筋を伸ばすだけでも十分。

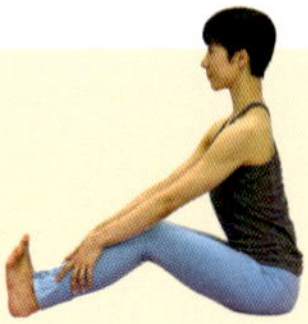

point!

背中を丸めて猫背にならないように

かえって胸が圧迫されてリラックスできないことになる。

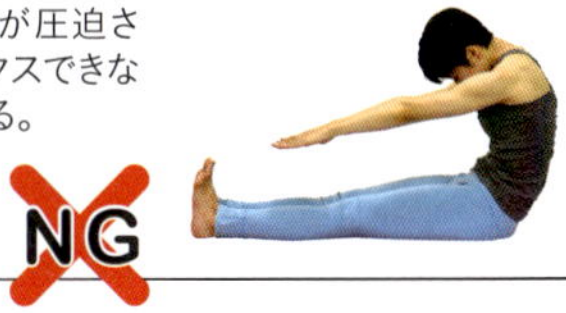
NG

② 屍のポーズ
シャヴァ・アーサナ

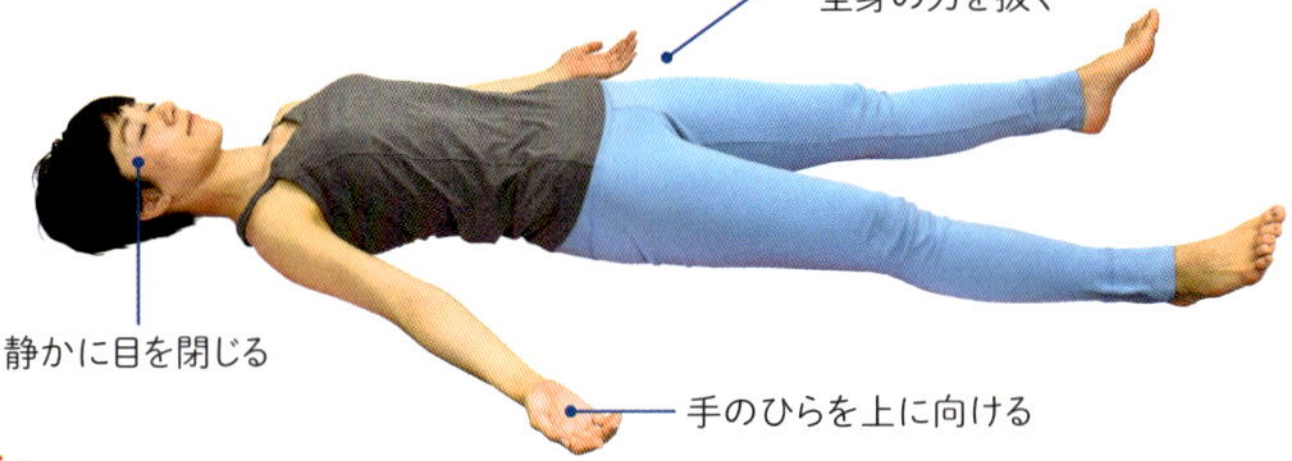
床に体を預けるように
全身の力を抜く
静かに目を閉じる
手のひらを上に向ける

ポーズの後に

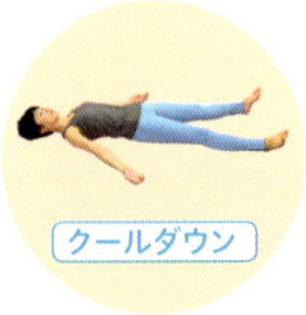
クールダウン

1 仰向けになって両手、両脚をマット幅くらいに広げる。
呼吸に意識を向けて、ゆっくりと呼吸を繰り返す。

2 5〜10分間ほど休んだら、2〜3回手足の指をにぎり、両ひざを曲げて体を右側に倒す。
両手で床を押しながら上体からゆっくりと起き上がる。

5 冷え性

冷え性は女性に圧倒的に多い症状です。若い人ほど割合が高く、10～20歳代だと約80％、30～50歳代でも約60％の人が悩んでいます。女性は男性に比べ筋肉量が少なく、脂肪の多さがきっかけとなります。

冷え性は冬だけの症状ではなく夏でも現れます。エアコンの影響です。真夏になると使用頻度が高く、設定温度も低めになります。通勤でも職場でもエアコンは必須になっていて、予想以上の冷えを感じるようになります。さらに仕事では、立ち仕事でも座ってのパソコン作業でも、同じ姿勢が多くなります。このため夏でも冷え性が起きてしまうのです。

男性にも冷え性が増えています。ストレスや睡眠障害などにより、交感神経の緊張を緩められず、手先や足先の血管や背中にある皮膚の血管を締めすぎて冷え性となります。

最近の研究によると、太い動脈を温めると四肢の冷えが軽減します。したがって、大きな筋肉にある太い血流を良くすることがポイントになります。

鷲《わし》のポーズは四肢を絞って臀部《でんぶ》や腹部に血液を移動して温められるので、開放した後に四肢の冷えが楽になります。太ももや腹筋を多く使うポーズも血流を良くし、それらの筋肉量も増えて基礎代謝も増し、冷え性が改善していきます。

下向きの犬のポーズで片脚を上げ、さらにねじると、四肢と体幹の大きな筋肉を使うことになり、四肢と体幹にある太い血管を刺激して冷え性対策になります。

下半身を温めると手の先まで温かくなることが自律神経の研究から分かってきました。足湯はその原理を利用しています。

椅子のポーズやそこからねじったポーズも太ももをかなり使います。血流が良くなるだけでなく、くり返しやることで下半身の筋肉量が増し、冷え対策になります。

① 鷲のポーズ+前屈

ガルダ・アーサナ

ポーズの前に

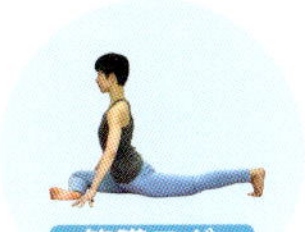
筋膜ヨガ

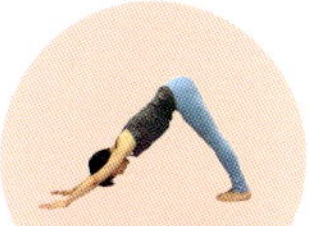
太陽礼拝

1

両手を腰に置き、ひざを曲げて左脚に重心を移動し、右脚を左脚にからませる。

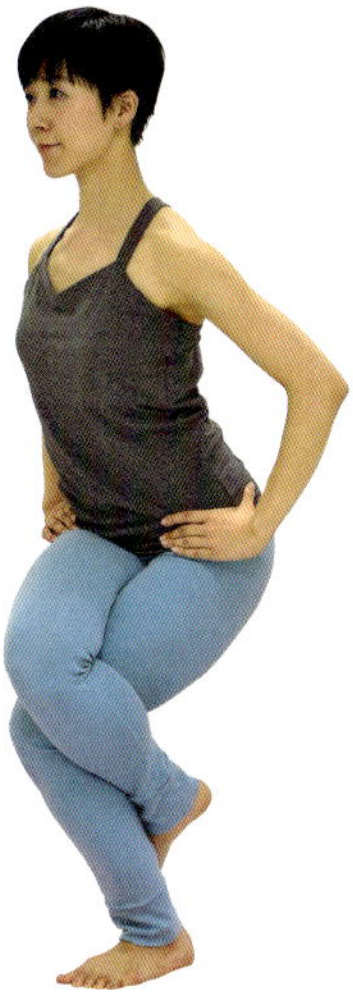

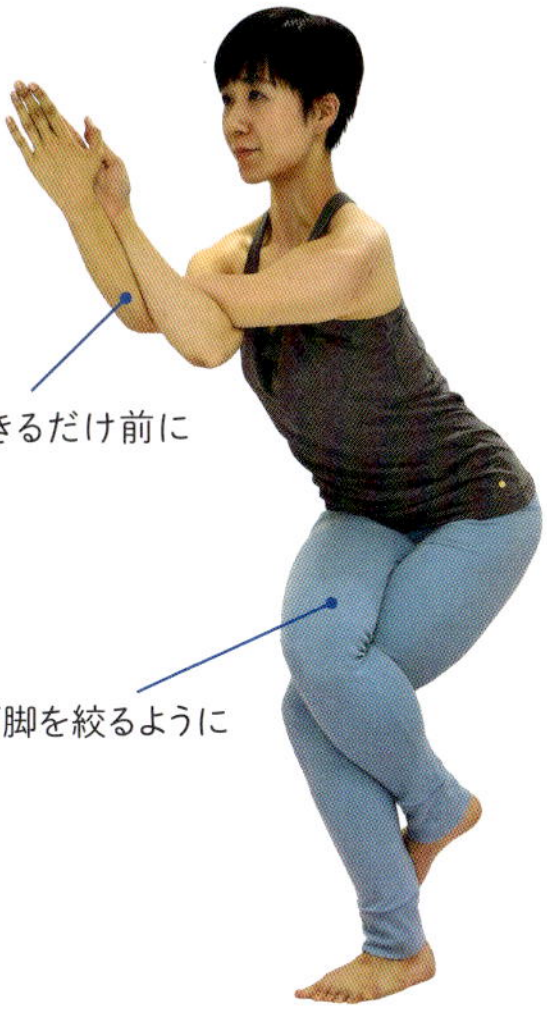
両腕をできるだけ前に伸ばす
両脚を絞るように

2

両腕を前に伸ばしてから、左腕を上にしてクロスする。

両手のひらを合わせ、息を吐きながら両腕を上げ、顔から離し、両ももの付け根は後ろへ引く。

手と脚のクロスは逆だと覚えておくとよい。

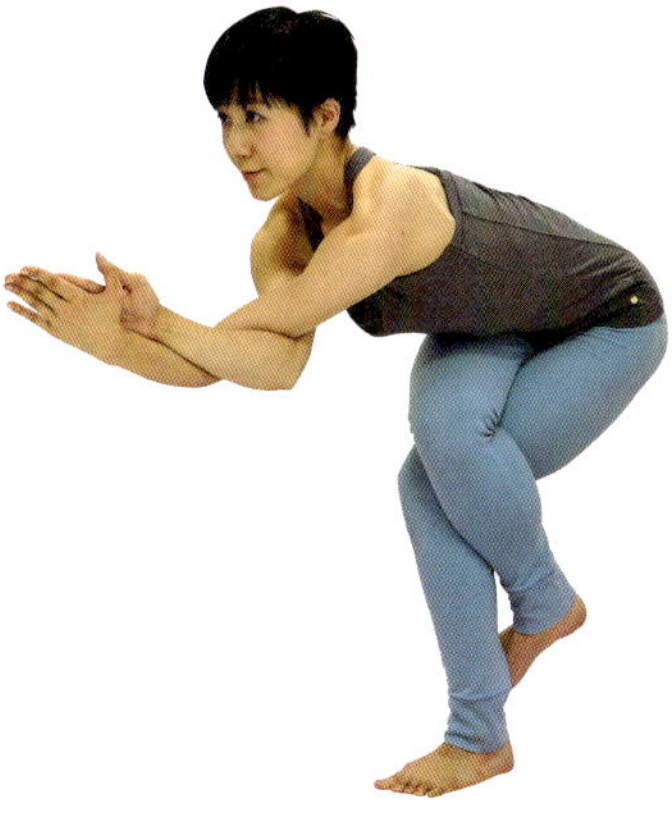

深く 目標

3 前屈する

反対側も行う

❷ 椅子のポーズ+ねじる
ウトゥカタ・アーサナ

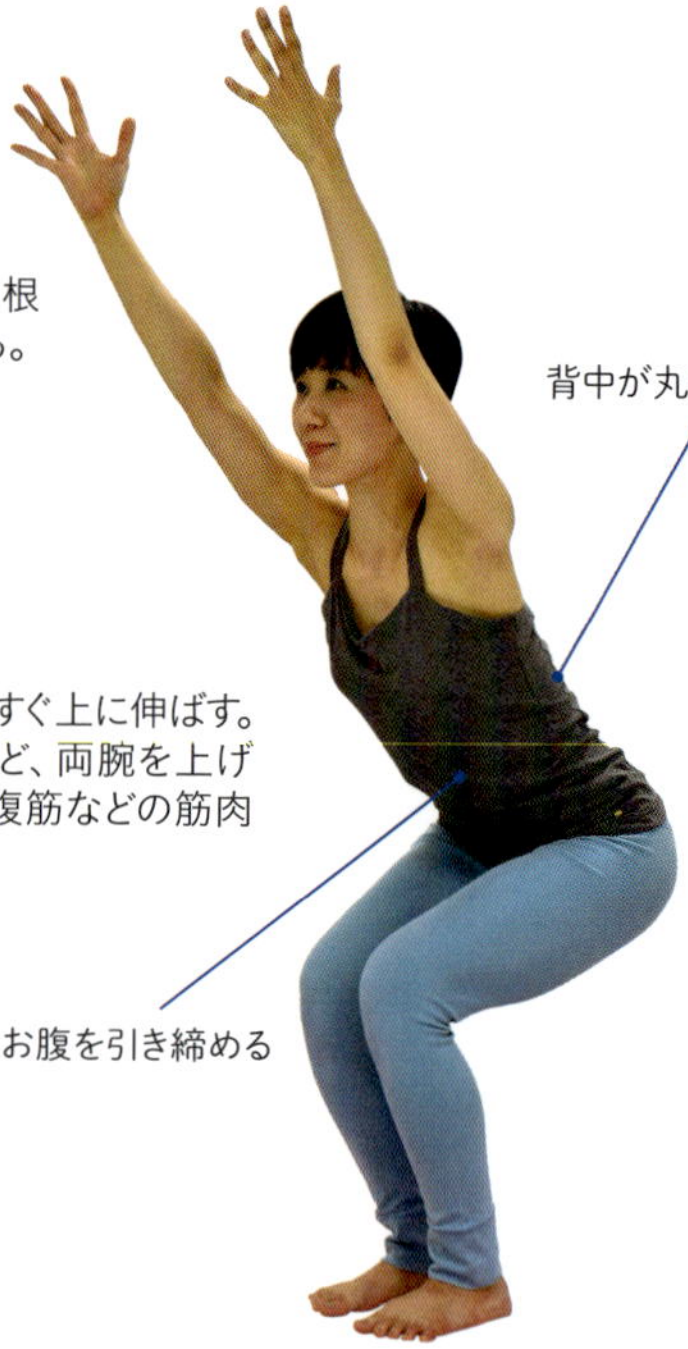

1 両脚をそろえて立ち、ももの付け根を後ろへ引きながら、ひざを曲げる。

2 腹筋を引き締めながら、両腕をまっすぐ上に伸ばす。ひざを曲げる角度が直角になるほど、両腕を上げる角度が大きくなるほど下半身や腹筋などの筋肉に負荷がかかる。

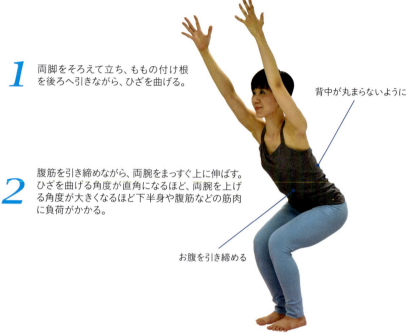

3 ねじる

上体を左にねじり右肘を左ひざの外側に当てて胸の中央で合掌する。
背中が丸まらないようにし、合掌した親指が胸に近づくようにポーズを深める。

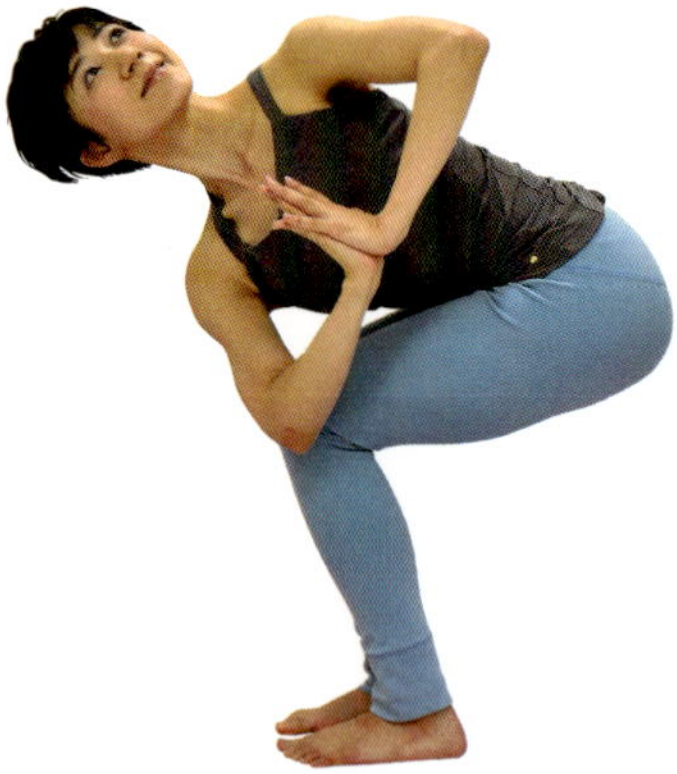

反対側も行う

③ 片足を上げた下向きの犬のポーズ+ねじる

エーカ・パーダ・アドー・ムカ・シュヴァーナ・アーサナ

1 筋膜ヨガバージョン

四つんばいからお尻を引き上げ、下向きの犬のポーズになる。

右脚を引き上げ、踵と母指球を突き出すように足を伸ばし、両手は親指の母指球を床に押し当てるようにして上下に伸びる。

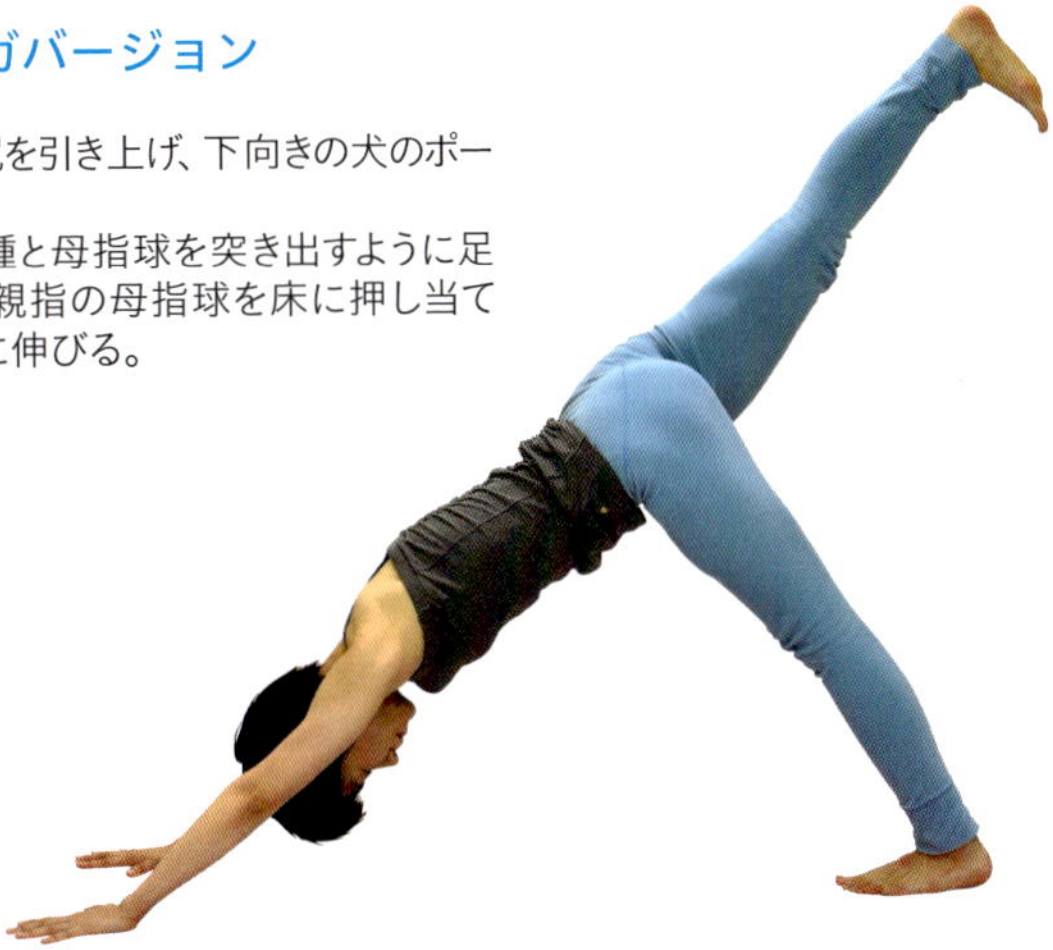

2 筋膜ヨガバージョン

両手の押し当てる力はゆるませずに、右母指球からひざ、腰、腹、胸と右回りに回転し
最後に右足を引き上げながらひざを曲げる。上下にさらに伸び、3～5呼吸キープする。

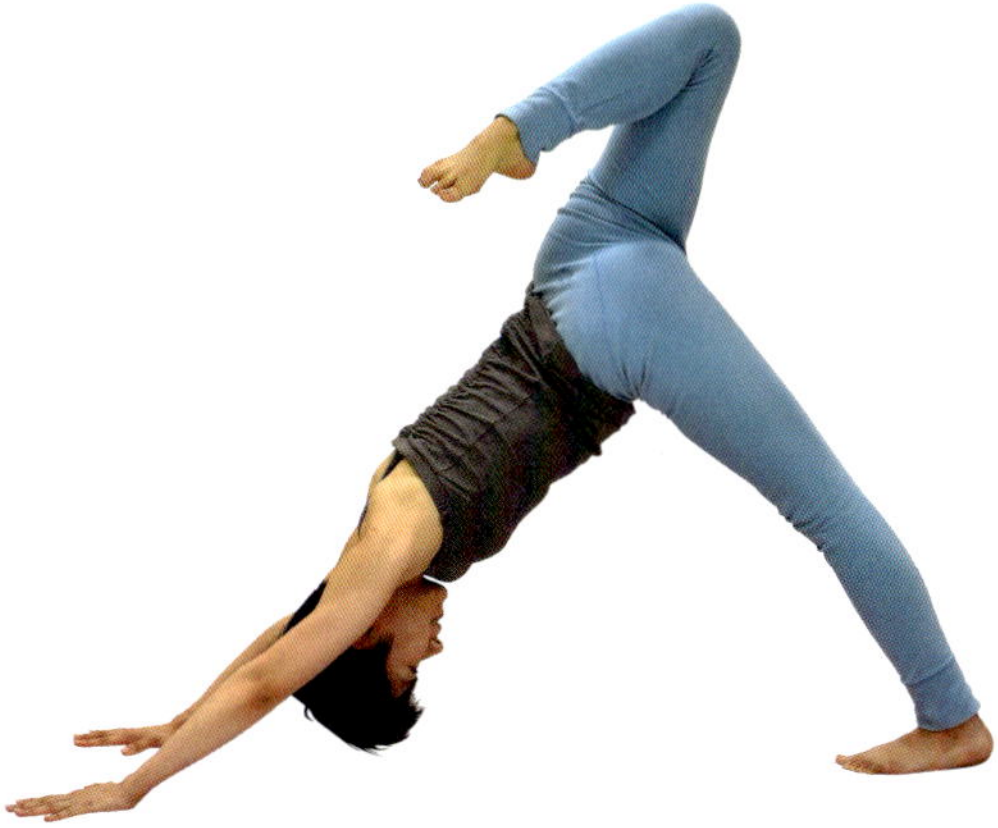

ポーズの後に

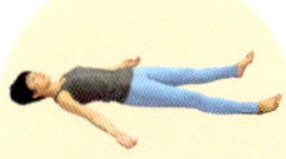

クールダウン

反対側も行う

6 生理痛解消

約9割以上の女性にとって、一生に経験する生理の回数は、戦前と比べて数倍といわれています。初経年齢の低下、出産数の低下、出産年齢の上昇、閉経年齢の上昇、晩婚化などが理由に挙げられています。

生理痛にはかなり個人差があります。ほとんどない人から、激しい痛みで日常生活に支障をきたす人までいます。セルフケアではコントロールできないつらい生理痛を持つ女性も増えています。

あまりにもひどい生理痛を月経困難症といいます。思春期～20歳代によく見られる症状ですが、子宮内膜症や子宮筋腫などの病気が原因でつらく長い痛みが起こることがありますので、そのようなときは医師の診察や検査を受けてください。

生理痛は、女性ホルモンの分解によるプロスタグランジンが原因で起こります。プロスタグランジンは、血管収縮と子宮筋の収縮を起こします。これにより月経となります。疼痛作用もあり、ストレスがあると、腰痛の項目で記したように、痛みに対する脳の感受性も増します。

生理痛がひどい人はプロスタグランジンも多いことが分かっています。血管収縮作用により、消化管に働くと胃の不快感が起こりやすくなり、むかつきの原因になります。腰の部分の血流が悪くなると、腰の冷えや腰痛の原因にもなります。

生理痛には、血流を良くしてうっ血を取り除くことが対策となります。そこで、子宮回りの緊張を緩めることから始めましょう。

① 合《がっ》せきのポーズ

バッダ・コーナ・アーサナ

ポーズの前に

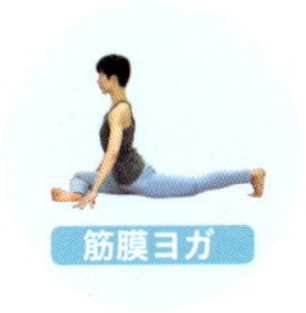

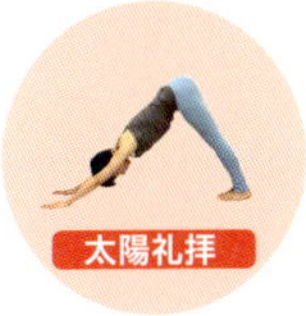

1

両ひざを立て、ひざを外へ開き、両足裏を合わせる。とくに踵と足の親指の付け根を合わせ、両手を後ろに置く。

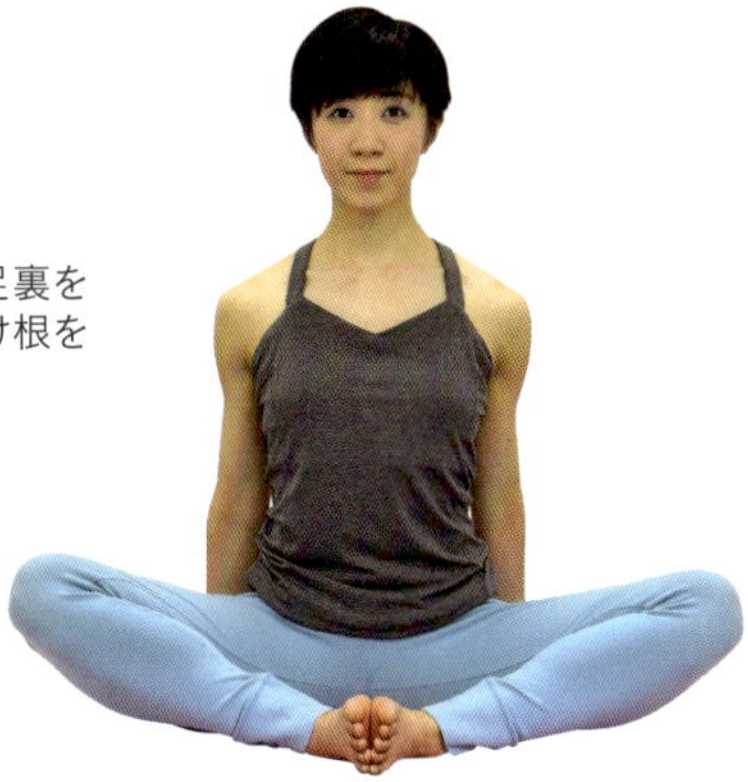

2

両手を前に置き、骨盤を立て、息を吸いながら背筋を伸ばし、吐きながら前屈する。吐くたびにお腹の筋肉を緩める意識を持ちながら前屈を深める。5〜6呼吸で戻る。

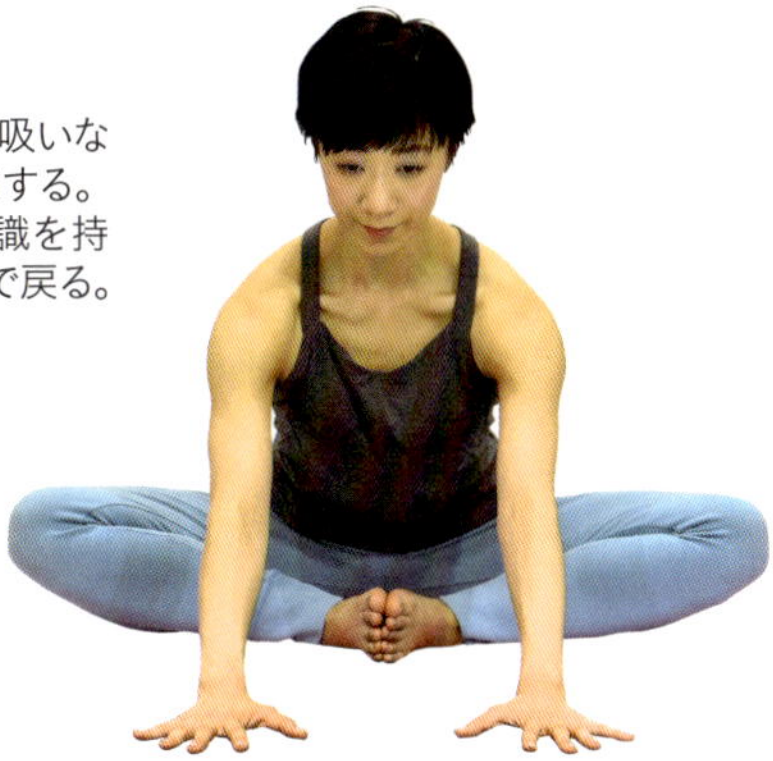

3

深く 目標

床に胸がつく人は、できるところまで深く。

吸うときに骨盤を立てて背骨を伸ばす

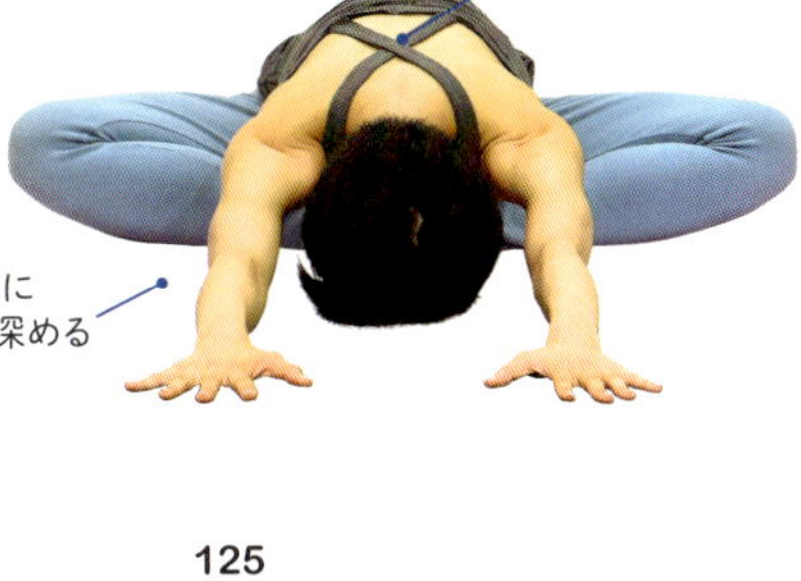

吐くときに前屈を深める

② 座位の開脚前屈のポーズ
ウパヴィシュタ・コーナ・アーサナ

1 骨盤を立て、両脚を大きく広げ、両手を後ろに置き、息を吸いながら背骨を伸ばす。

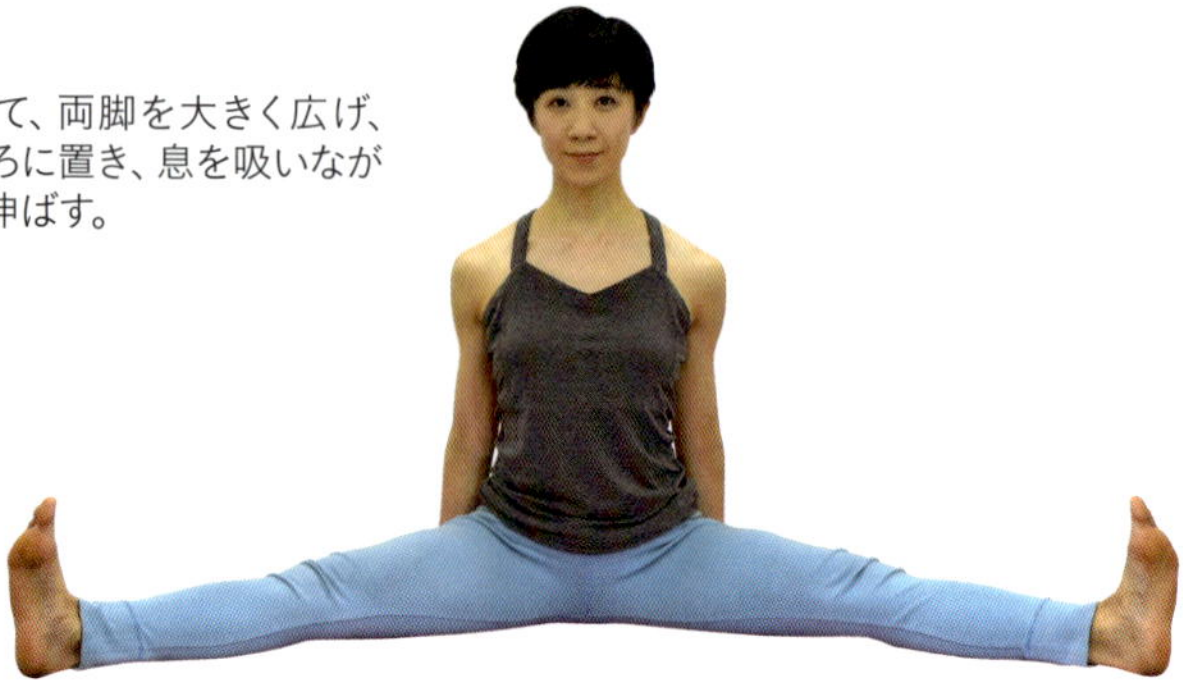

2 吐きながら前屈。吐くとき、お腹の前面を緩める意識をもつ。吐くたびに前屈を深め、5～6呼吸したら、吸いながら戻る。

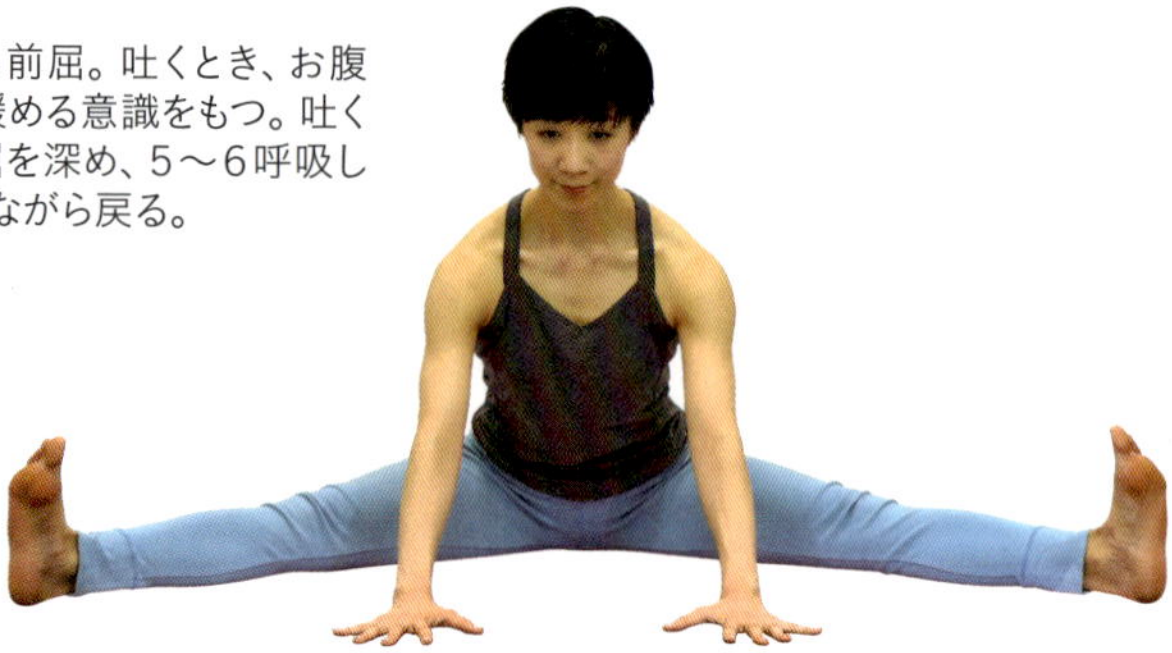

深く 目標

3 床に胸がつく人は、できるところまで深く。

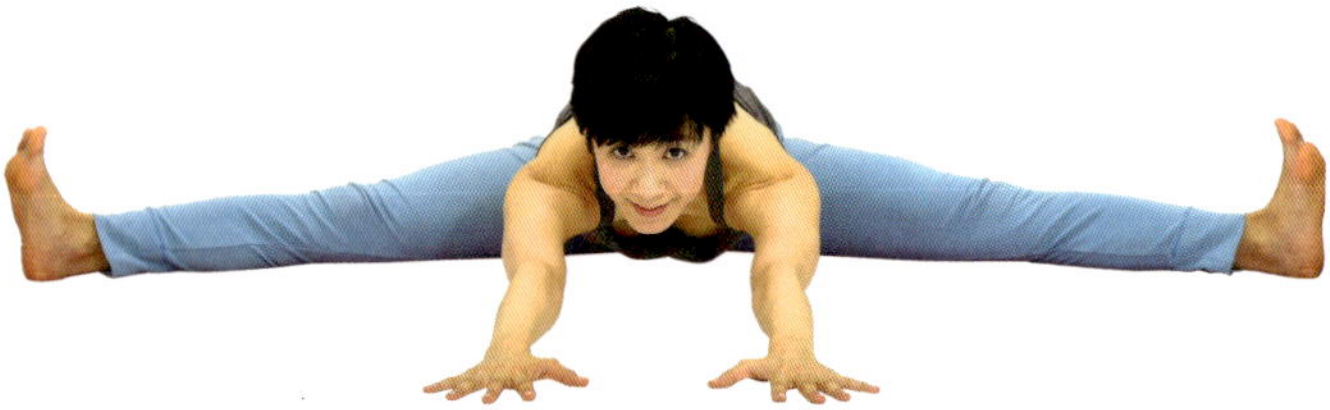

③ ガス抜きのポーズ
パヴァン・ムクタ・アーサナ

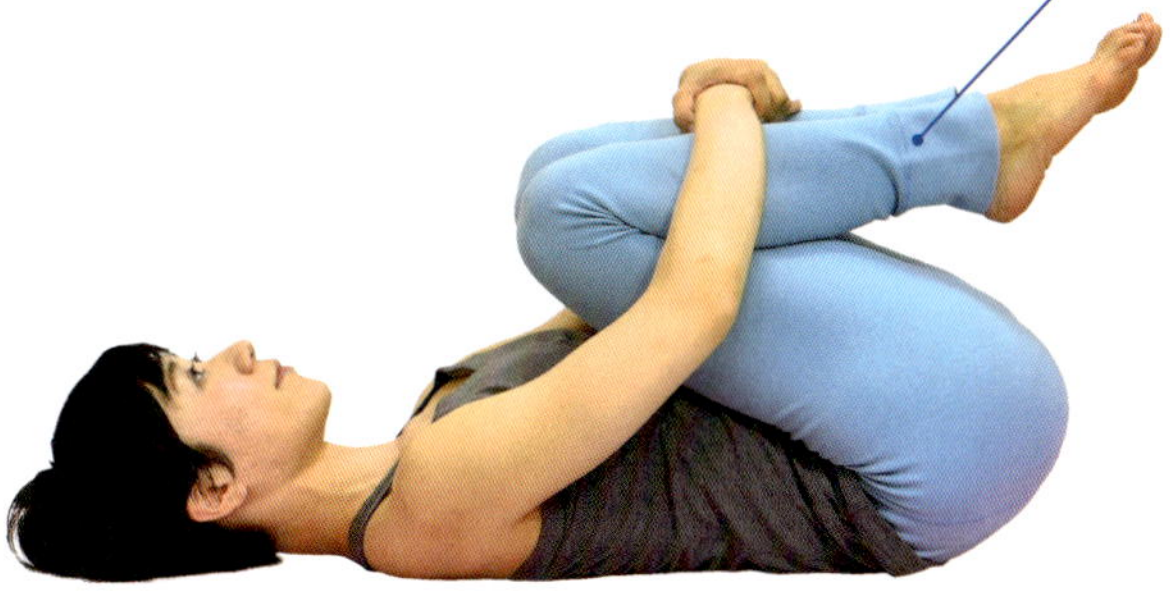
吐くときに両脚を
胸に引き寄せる

仰向けになり両ひざを両手で抱え、10〜30回深くゆったりとした呼吸をくり返す。

ポーズの後に

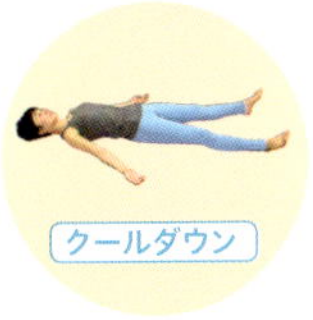
クールダウン

7 更年期障害解消

更年期障害は閉経が起こる時期、45歳くらいから55歳くらいまでに起こる障害です。平均は50歳くらいですが、最近では40歳代前半でも起きることがあります。癒やしきれない高度なストレスが、早期の閉経を起こすきっかけと言われています。

若い人でも、無理なダイエットやスポーツのやりすぎで脂肪が極端に減ると閉経してしまいます。女性は体脂肪率が15%未満になると生理不順が起こりやすくなり、10%を切ると閉経になります。これは体脂肪にあるコレステロールから女性ホルモンが作られており、原料となる脂肪が減少しすぎてしまうとホルモンバランスが崩れ、生理に影響を与えてしまうからです。

更年期にいろいろな症状が出ることを更年期障害といいます。更年期を迎えた人の20～30%が更年期障害を起こすと言われています。顔が突然にほてる、発汗する、動悸《どうき》がする、めまいに襲われる、肩こり、睡眠障害といった症状があります。精神的にも不安障害やうつ病を起こすことがあります。

背景には抱え込んだストレスを緩められないことがあります。ほてりや発汗、動悸、めまい、肩こりなどは交感神経の異常興奮から起こりやすい症状です。いわゆる自律神経失調症です。

女性ホルモンの減少によって異常を来たした自律神経を正常な状態に戻すためには、ストレスを緩め、自律神経を安定にすることが大切になります。更年期障害の対策のひとつにヨガがすすめられる理由もここにあります。

① 座位の開脚前屈のポーズ（ボルスターを使うバージョン）

ウパヴィシュタ・コーナ・アーサナ

ポーズの前に

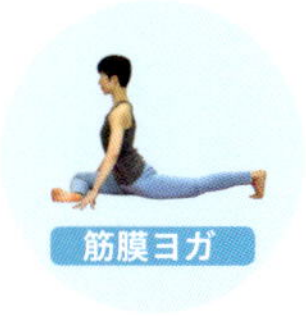
筋膜ヨガ

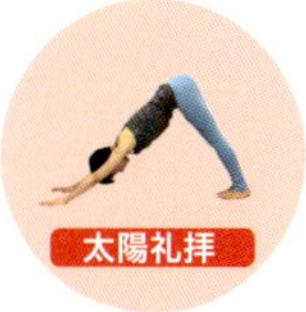
太陽礼拝

1 ボルスターを2つ縦に重ね、両脚を大きく広げる。

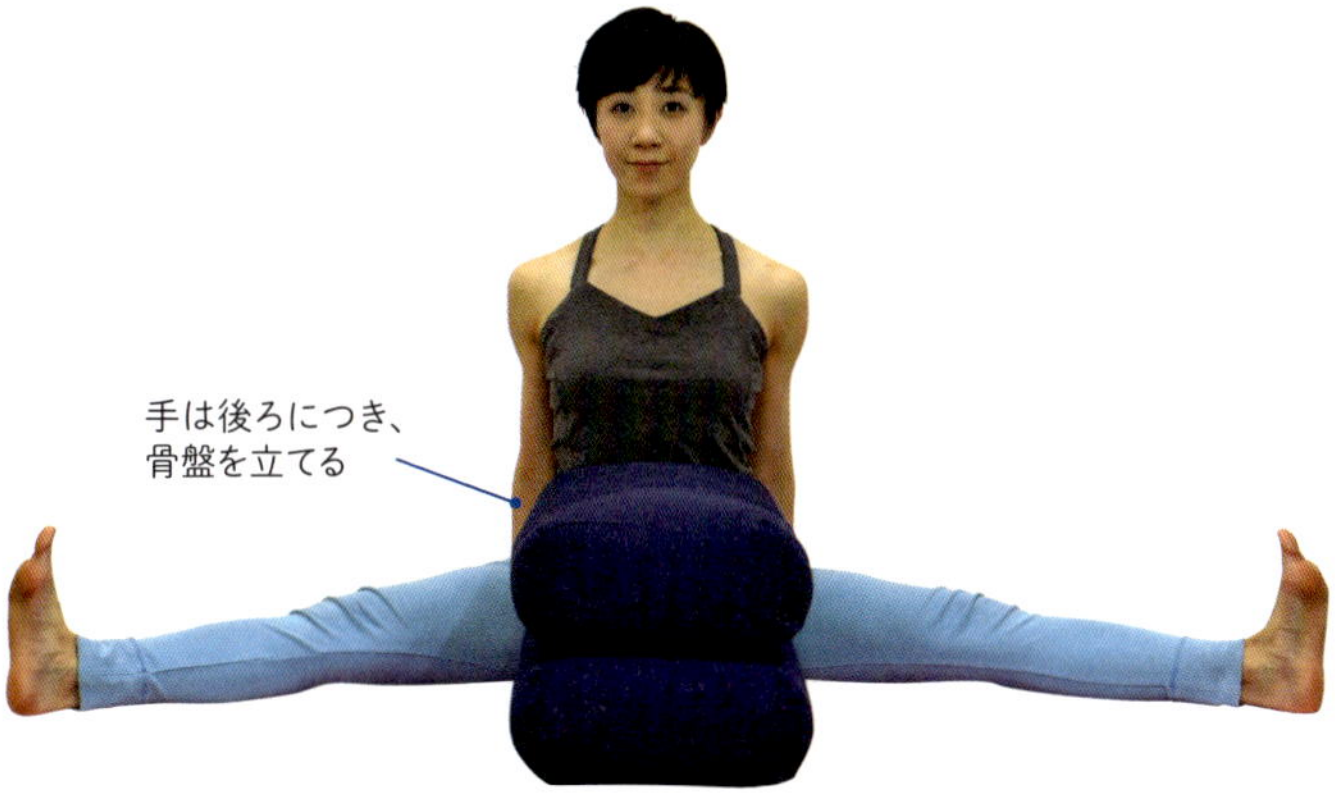
手は後ろにつき、
骨盤を立てる

2 息を吸いながら背筋を伸ばし、吐きながらボルスターの上に体をあずける。
吐くたびに前屈を深め、5〜6回呼吸する。

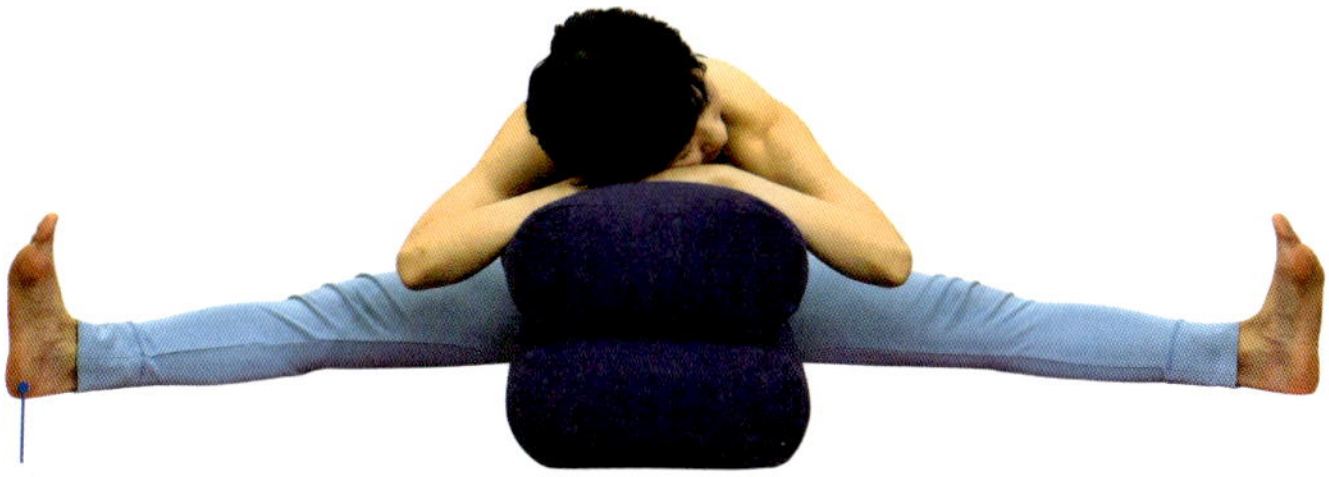
踵を外に押し出す

*ボルスターの代わりに枕を重ねるだけでもOK。
*前屈してもお尻が浮かないくらい体が柔らかい人は、ボルスターや枕なしで前屈してもよい。そのときも吐く息を長くゆっくりする。

② 橋のポーズ
セツ・バンダ・サルヴァーンガ・アーサナ

1 仰向けになり、両ひざを立て踵をお尻に近づける。足は腰幅に広げる。

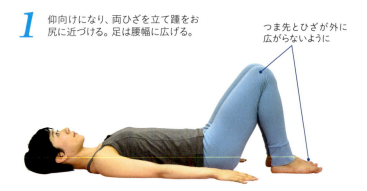

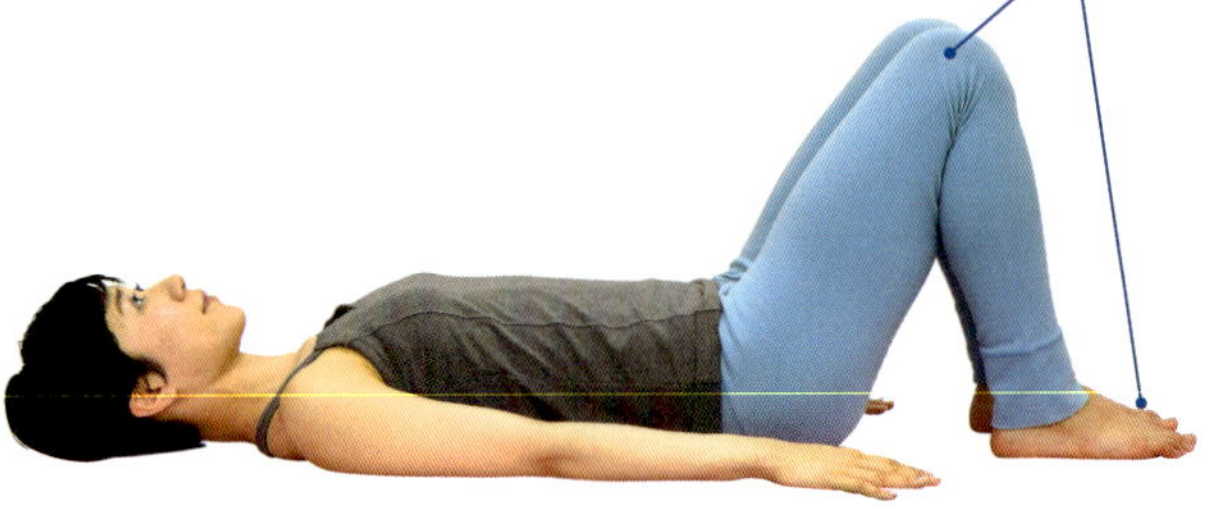
つま先とひざが外に
広がらないように

2 両足裏で床を押し、息を吸いながらお尻を持ち上げる。5〜6回呼吸をくり返し、吸いながら戻る。

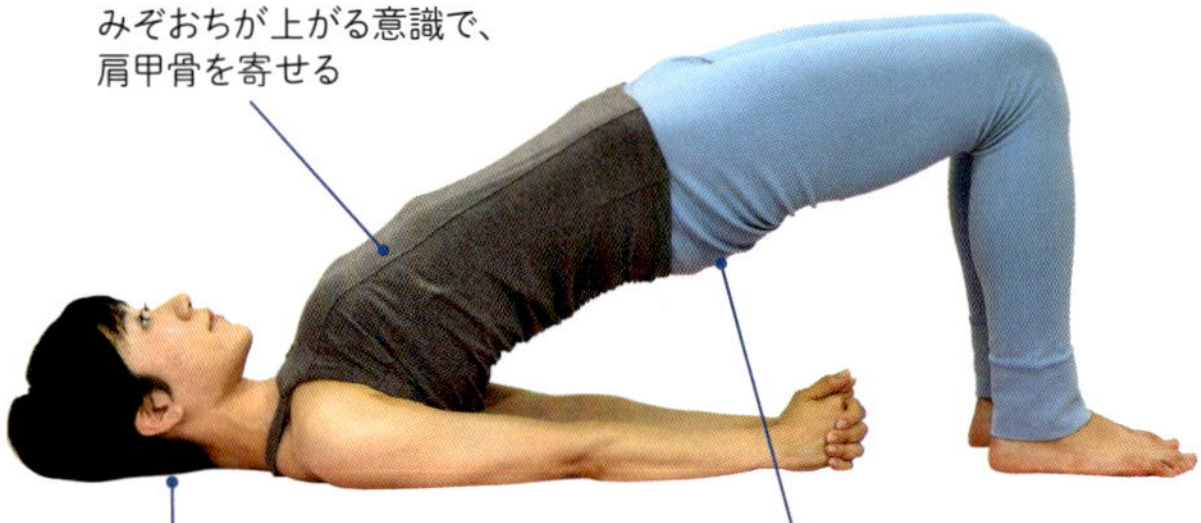
みぞおちが上がる意識で、
肩甲骨を寄せる
後頭部で床を押して
のどもとを広げる
お尻を持ち上げる

③ 鋤《すき》のポーズ
ハラ・アーサナ

1 ブランケットを2枚重ね、その上にマットを半分折り曲げる。肩がブランケットから出ないように仰向けになる。

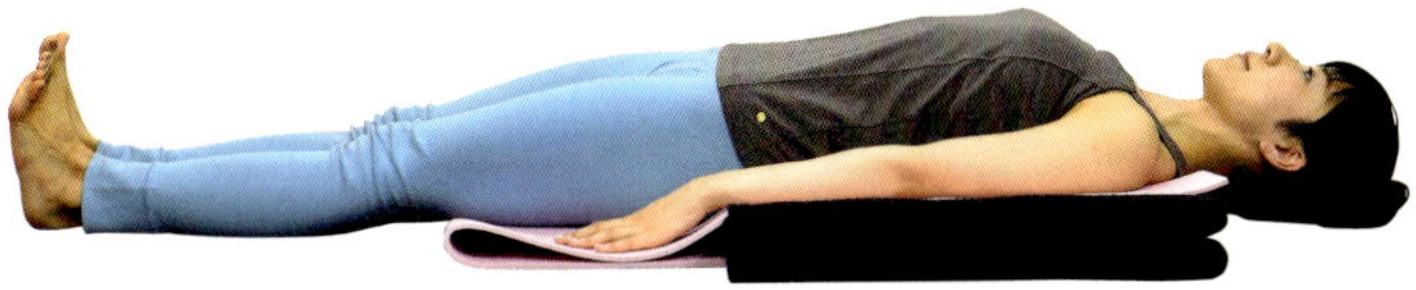

2 両脚を床から90度まで上げ、一呼吸し、お尻を持ち上げて背中に手を添え、両脚を頭の方に置く。5～6呼吸くり返し、吸いながら戻る。

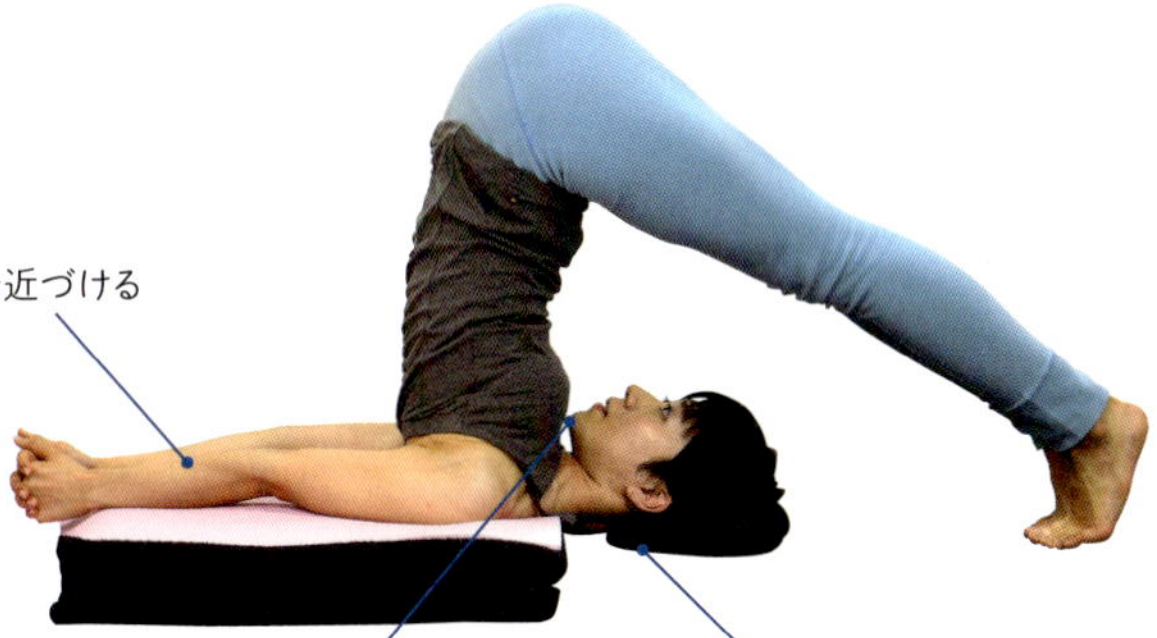
肘を近づける
あごを胸に押し付けない
後頭部で床を押して
のどもとを広げる

ポーズの後に

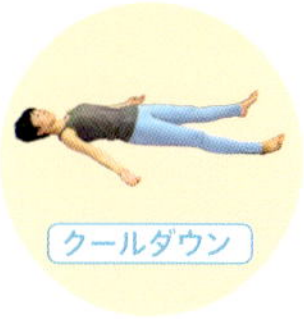
クールダウン

8 ストレスがたまっている

ストレスは、年齢、性別、仕事を問わず、人生につきものです。

わたくしは簡単にストレスを定義しています。

「ストレスとは、嫌なコト、嫌なヤツ、嫌な自分」です。

このどれかが突出しているか、2つや3つからんでいることが多いのです。女性には「嫌なヤツ」、男性には「嫌なコト」が多いのですが、もちろん個人差があります。このようなストレスが心の中で癒やされないままでいると、いろいろな症状を起こします。

ストレスがたまると、必ず交感神経が興奮してきます。脳にはストレスに対応するホルモンも出ます。ストレスが長期に続くと、自律神経とストレスホルモンの異常興奮により、体に症状が出てきます。つまり症状は体からの訴えなのです。「いいかげんに体を休めてくれ！」という危険なサインなのです。肩こり、首こり、頭痛、片頭痛発作、めまい、じんましん、突然の咳《せき》発作、喘息、腹痛、くり返す下痢、しつこい便秘などです。

この興奮を抑えてくれる方法にヨガがあります。心の緊張は体の緊張につながります。体の緊張を緩めれば心の緊張も緩みます。

体の緊張を緩めるポーズは前屈系です。ただし、前屈系の効果をより高めるためには、一度、交感神経を活発にする後屈系のポーズをしてからにするのがポイントです。こうすると、副交感神経が活発になりリラックスしてきます。

メディテーションは、毎日の日課のようにして慣れると、心の緊張をとることができます。反復することで確実に効果が出るのでおすすめです。

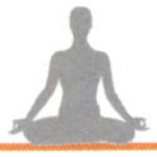

① 三日月のポーズ（後屈系）
アンジェネーヤ・アーサナ

前屈系の前に後屈系を入れると、
より効果的にリラックスできます。

ポーズの前に

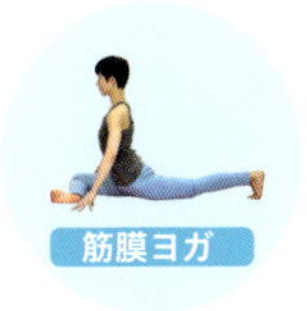
筋膜ヨガ

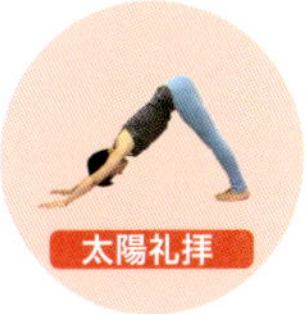
太陽礼拝

1 四つんばいから、両手の指先を立てて、右脚を大きく前に出す。

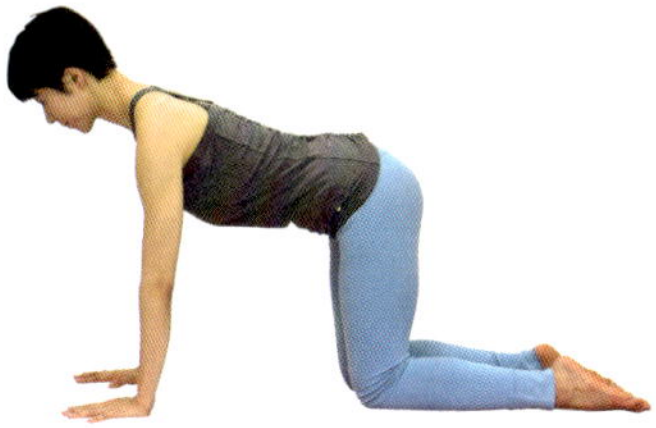

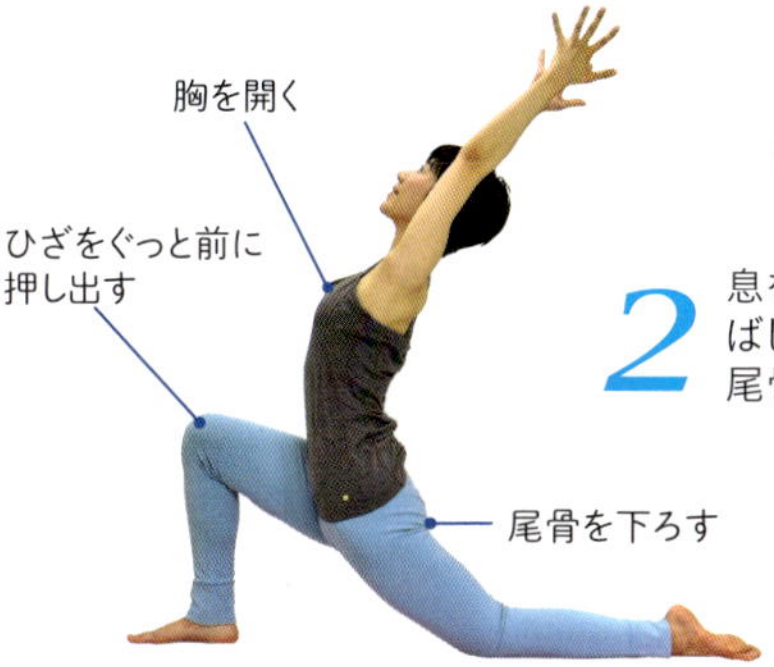
胸を開く
ひざをぐっと前に押し出す
尾骨を下ろす

2 息を吸いながら上体を起こし、吐きながら両腕を上に伸ばしながら胸を開く。
尾骨を下ろしながら、下腹部を引き締める。

反対側も行う

② 半分の魚の王
アルダ・マツィエンドラ・アーサナ

1

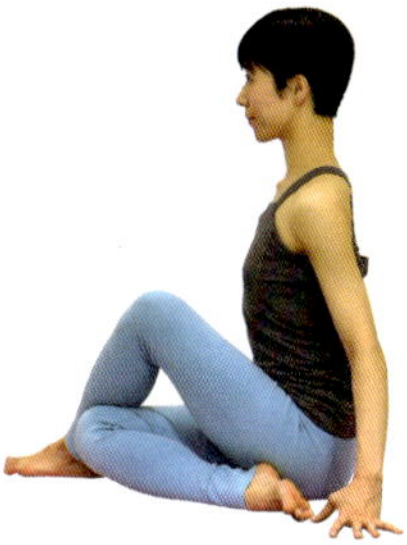

2

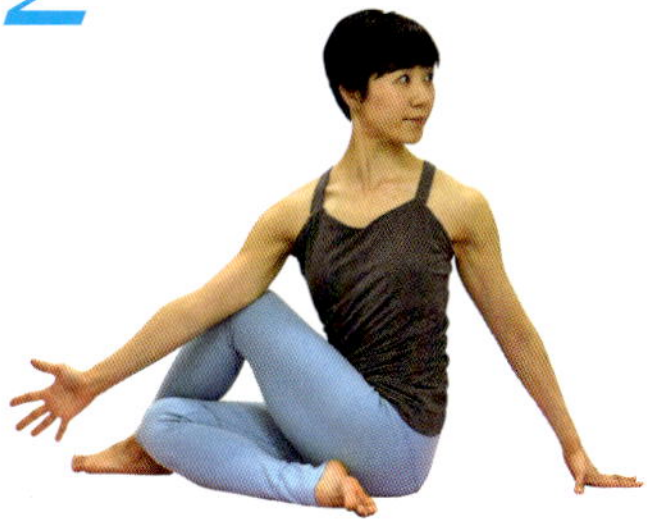

両ひざを立て、右ひざを外側に開く。右の踵を左のお尻の横に置き、左脚を右ももの外へ置く。

左手を後ろの床に置く。左脚の外側に右腕を当てる。
息を吸って、背筋を伸ばす。
吐きながら右肘で左脚と反発させるようにねじる。

便秘の改善を目的にするときは、必ず左回りからねじる。
右脇腹を収縮させ左脇腹をゆるめる。

筋膜バージョンでは右側屈を少し入れると高い効果が得られる。

反対側も行う

③ 橋のポーズ
セツ・バンダ・サルヴァーンガ・アーサナ

1 仰向けになり、両ひざを立て踵をお尻に近づける。足は腰幅に広げる。

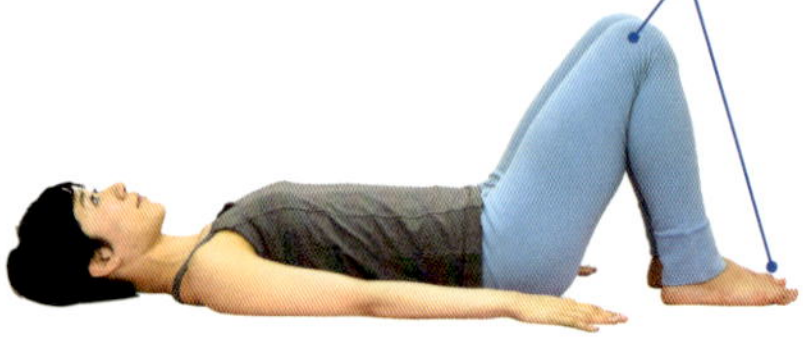
つま先とひざが外に
広がらないように

2 両足裏で床を押し、息を吸いながらお尻を持ち上げる。5〜6回呼吸をくり返し、吸いながら戻る。

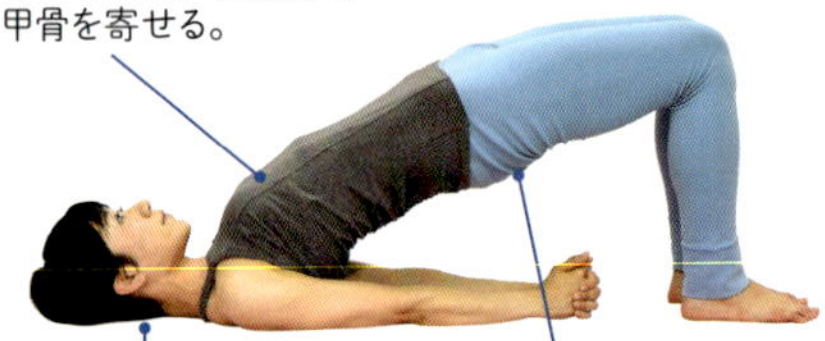
みぞおちが上がる意識で、
肩甲骨を寄せる。
後頭部で床を押して
のどもとを広げる
お尻を持ち上げる

④ 鋤《すき》のポーズ
ハラ・アーサナ

1 ブランケットを2枚重ね、その上にマットを半分折り曲げる。肩がブランケットから出ないように仰向けになる。

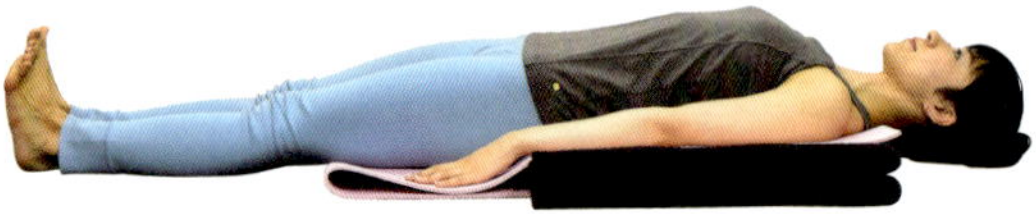

2 両脚を床から90度まで上げ、一呼吸し、お尻を持ち上げて背中に手を添え、両脚を頭の方に置く。5〜6呼吸をくり返し、吸いながら戻る。

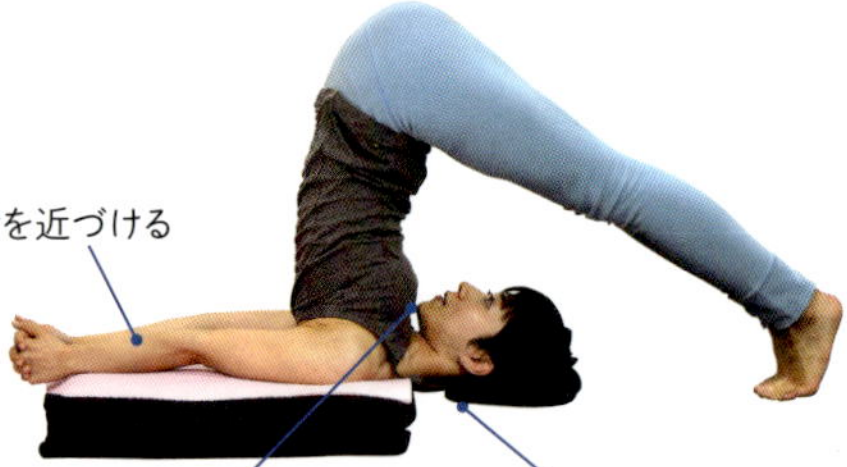
肘を近づける
あごを胸に押し付けない
後頭部で床を押して
のどもとを広げる

3週間トレーニング

⑤ メディテーション

オーム・ガーン・ガナパタイェー・ナマハー（ガネーシャ）

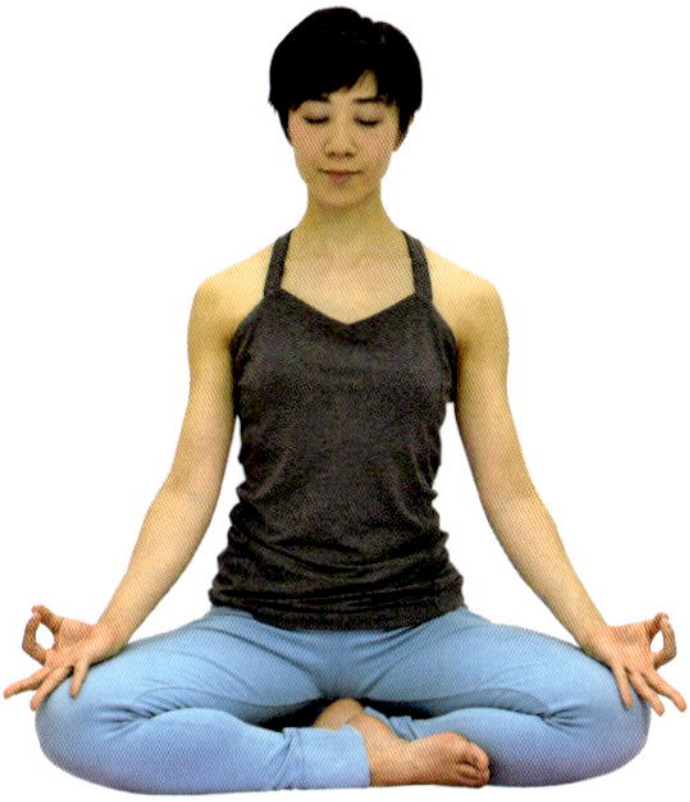

メディテーション(瞑想)法はいくつもあります。仏教だけでもわたくしが調べた範囲で110以上あります。ヨガ的方法は数限りなくあると言われます。
ここで紹介するのはマントラ(お経の一種)法です。
大切な点は呼吸とマントラのタイミングです。吸う息の2～3倍以上の時間をかけてゆったり吐きます。呼吸に合わせてマントラを頭の中で繰り返します。できれば朝、起床後すぐにやると効果的です。夕方でも夜でもかまいません。やり続けることが大事です。最初は5分から始め、目標は20分です。楽にあぐらで座ります(椅子でもＯＫ)。電車の中でもＯＫです。ともかく毎日続けることです。
オーム・ガーン・ガナパタイェー・ナマハーは、象の頭を持った学問・商売・成功を司る神様のマントラです。これ以上は知る必要はありません。メディテーションは宗教ではないからです。慣れるまでは、口に出して言い続けます。ガネーシャのことを知っていても知らなくても、この音をくり返すことでマントラの恵みを受けることができます。

1週目 「オーム・ガーン」で吸って、「ガナパタイェー・ナマハー」で吐く。

空で言えるようになったら目を閉じ頭の中でこのマントラを繰り返します。１週間毎日行います。

2週目 「オーム」で吸って、「ガーン・ガナパタイェー・ナマハー」で吐く。

吐く時間が自然と長くなります。１週間行います。

3週目 単に吸って、「オーム・ガーン・ガナパタイェー・ナマハー」をゆったりと吐く。

集中力が高まり瞑想が深くなります。
３週目がつらければ、１週目でも２週目でも楽なリズムで継続します。

ポーズの後に

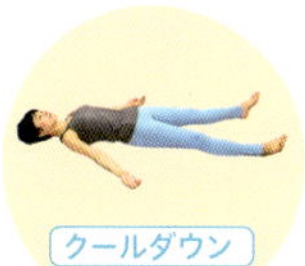

クールダウン

『オーム瞑想』

このマントラが覚えられない方は、「オーム」を繰り返すだけでもＯＫです。「オーム・メディテーション」とも言います。
最も短いマントラで、初心者向けに最適です。呼吸のタイミングが分からない時は「オ～」で吸って、「ム～～～」と優しく吐きます。毎日繰り返すと次第に心の緊張がとれてきます。

9 うつ

うつ病の治療は、まずはお薬と休息です。患者さんに運動の意欲が出たら散歩から始めます。焦らず、少しずつ、心地よい汗が出るように運動の量と種類を増やせばいいのです。

ヨガの場合は、必ず、暑すぎない環境で、ゆったりとした呼吸を意識することです。

うつ病は、度重なるストレスが癒やしきれないときに起こりやすくなります。多くの患者さんに共通する症状は、自律神経の機能が落ちてきて、興奮しすぎることです。うつ病が脳にある自律神経のネットワークに影響を与えるからです。

この結果、たくさんの自律神経の症状が出てしまいます。食欲不振になったり、逆に亢進したり、脈が速くなったり、動悸が出たり、睡眠がとれなくなったりします。その結果、疲れやすくなり、どんどん気力が低下していきます。自分を責め、焦りが取れなくなり、あらぬ不安感に襲われることもあります。

これらの症状は朝方に強く出ますが夕方になると少し元気になってきます。これを日内変動といいます。夜になると寝つけなくなり、ますます睡眠障害が強くなってきます。

このような症状が2週間以上も続いたら要注意です。うつ状態に入ったと考えてもよいでしょう。すぐに医療機関を受診してください。

わたくしがうつ病の入院施設でヨガを指導するときは、後屈系のポーズを意図的に入れています。後屈は交感神経を活発にしてくれます。うつ病になると交感神経も疲れています。後屈のポーズで交感神経の活動を高め、そのあとに長めのクールダウンをすることにより自律神経がリセットします。このあとには「寝たまんまヨガ」をしてクラスを終えます。

大切なのは、お薬を勝手に中止せず、必ず主治医の意見を参考にしながら運動を楽しむことです。

① 片手のアンジャネーヤ・アーサナ

ポーズの前に

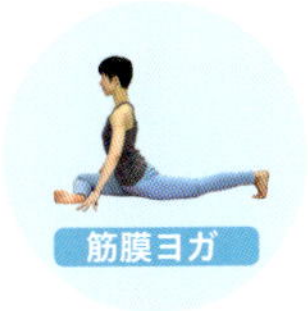

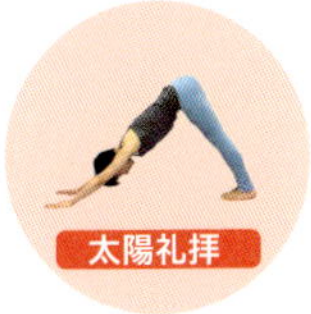

1 四つんばいから右足を前に出し、上体を起こす。

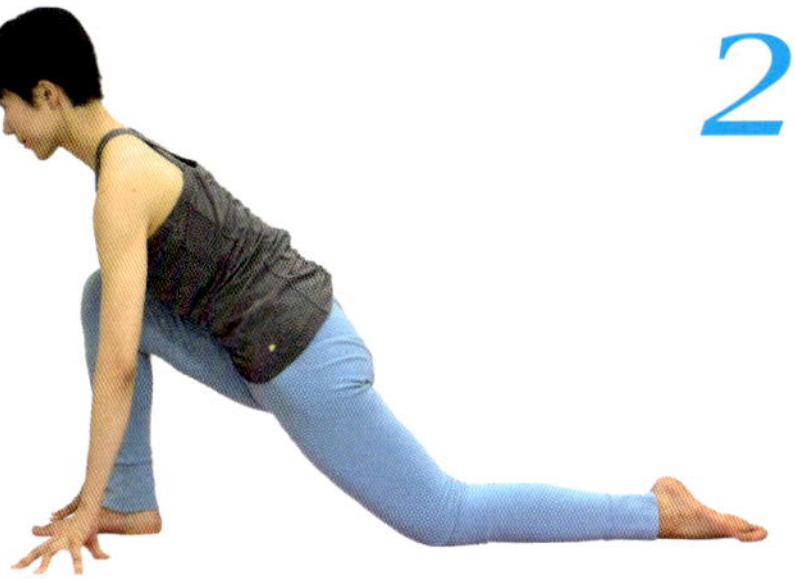

2 体側を伸ばしながら片腕を引き上げる。

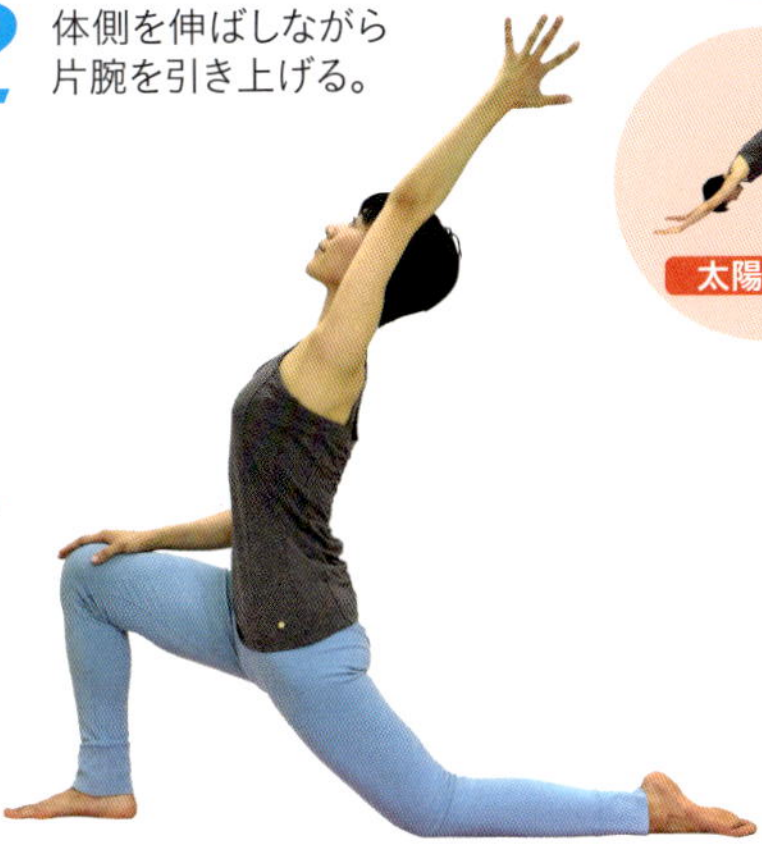

反対側も行う

② シャラバ・アーサナのバリエーション

1 腹ばいになる。両手を腰の後ろで組み、息を吸って足の甲を床に押しつける。

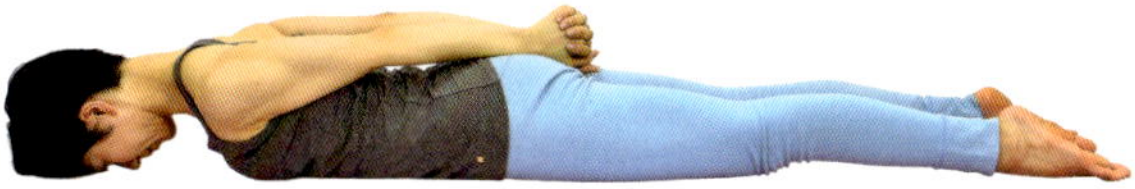

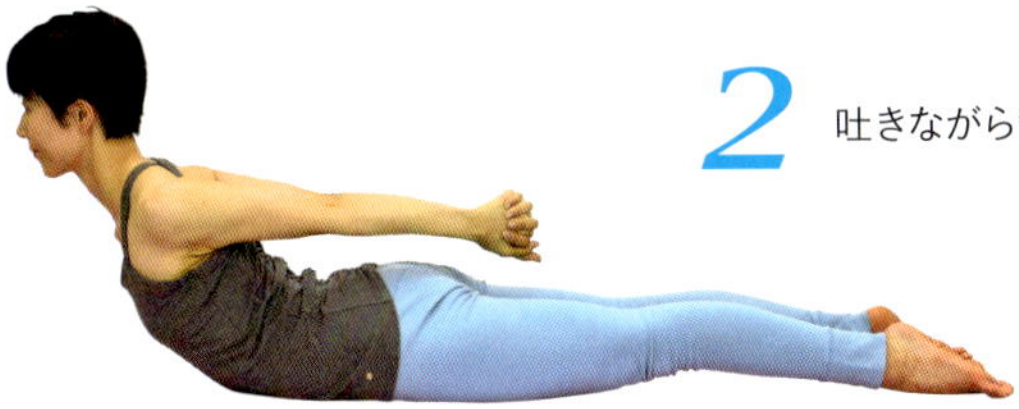

2 吐きながら背筋だけで上体を引き上げる。

③ 休息（呼吸を整える）
うつ伏せのポーズ
アドヴァ・アーサナのバリエーション

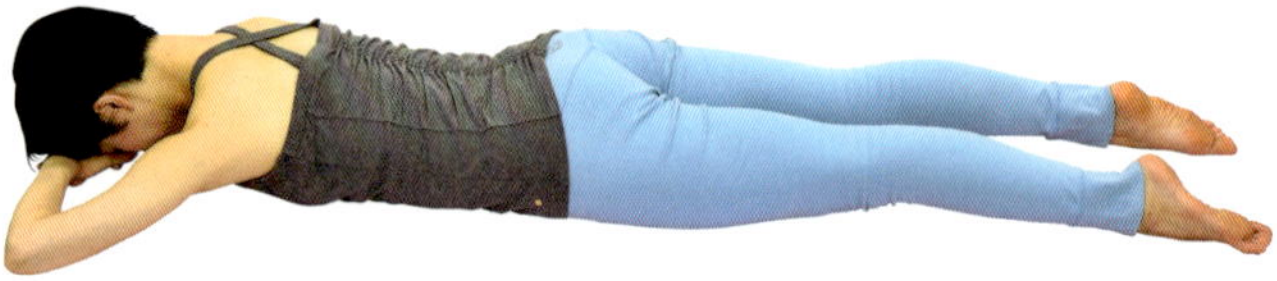

腹ばいになり、あご下で手のひらを重ねる。

④ あぐらでツイスト
スヴァスティカ・アーサナ（吉祥座）のアレンジ

1 両足を恥骨の前に置いてあぐらをかく。

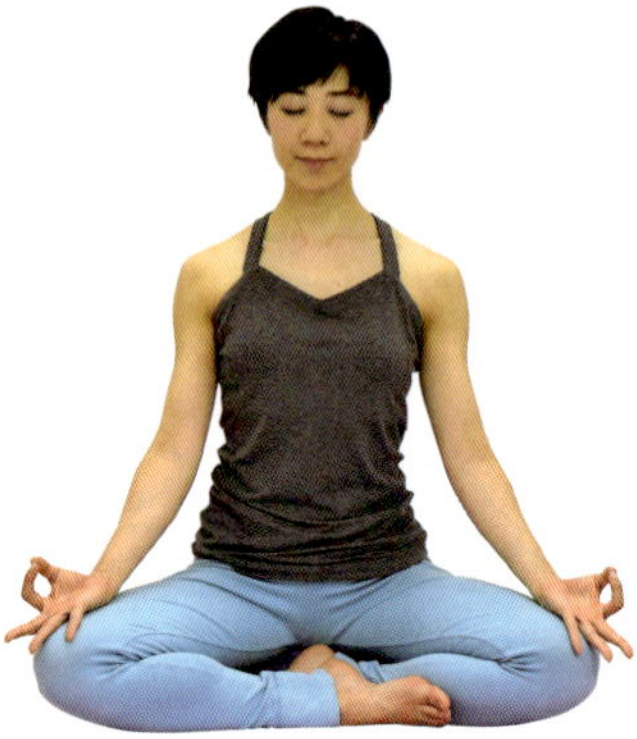

2 右手を腰の後ろへ置き、左手を右ももの外側に置き、右にねじる。

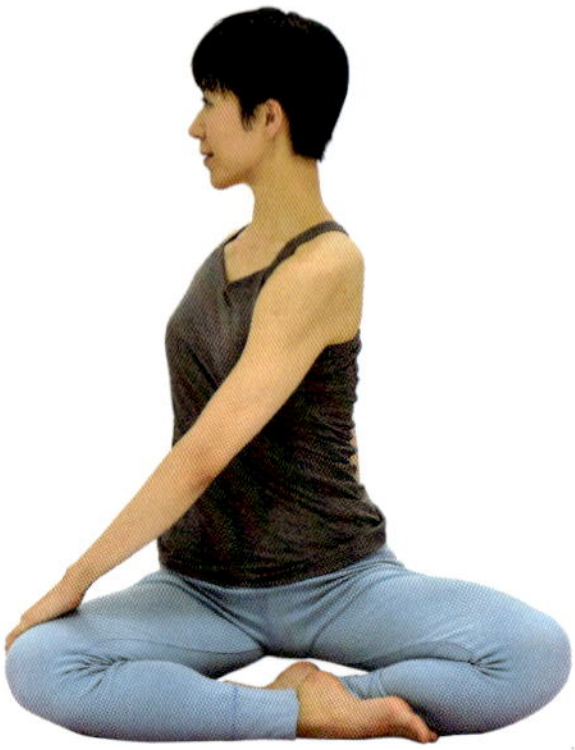

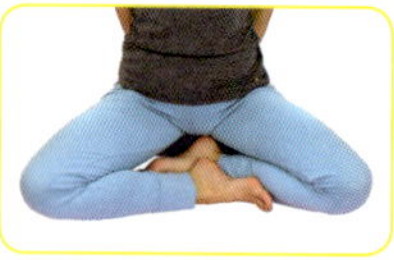

吉祥座で左右の足裏をもも付け根に当てるのがむずかしい人は、片足だけ当て、もう片方はその前に置くだけでOK。

反対側も行う

⑤ ベイビー・クレイドル

1

両ひざを立てて座り、左ひざを外側に開き、踵を体に引き寄せる。

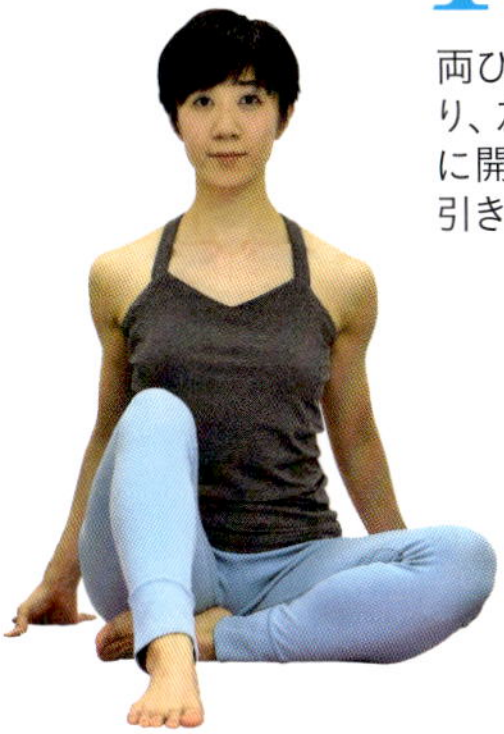

2

右足を両手で持ち、すねを床に平行にする。

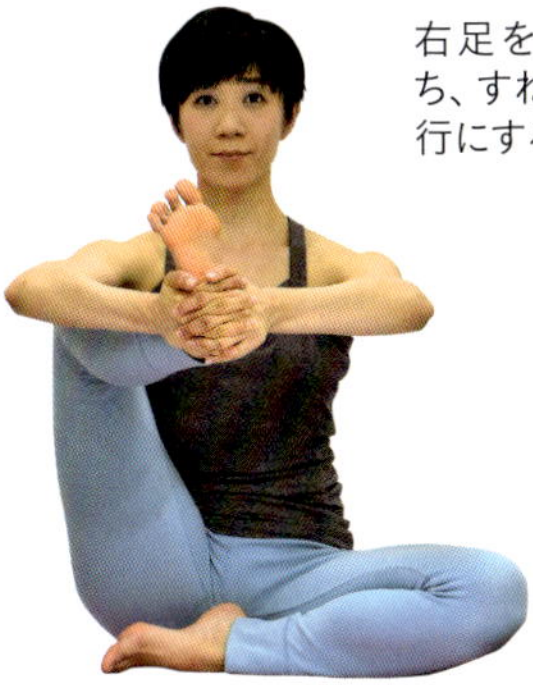

3

右ふくらはぎを下から両手で持って胸に引き寄せる。

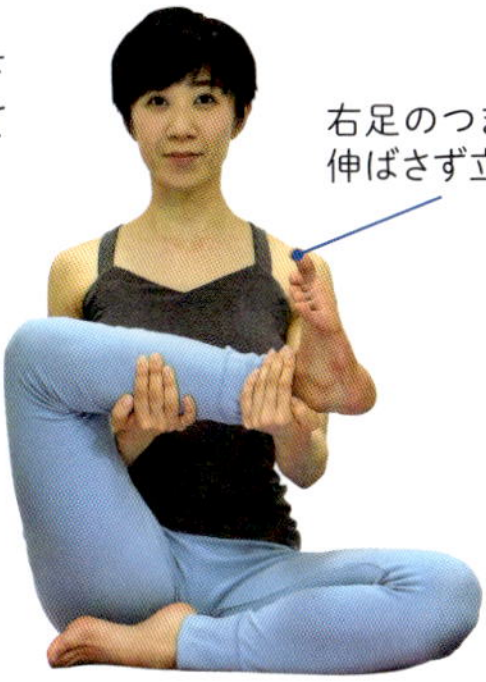
右足のつま先は
伸ばさず立てる

4

両腕で右脚を抱え、骨盤を立てる。

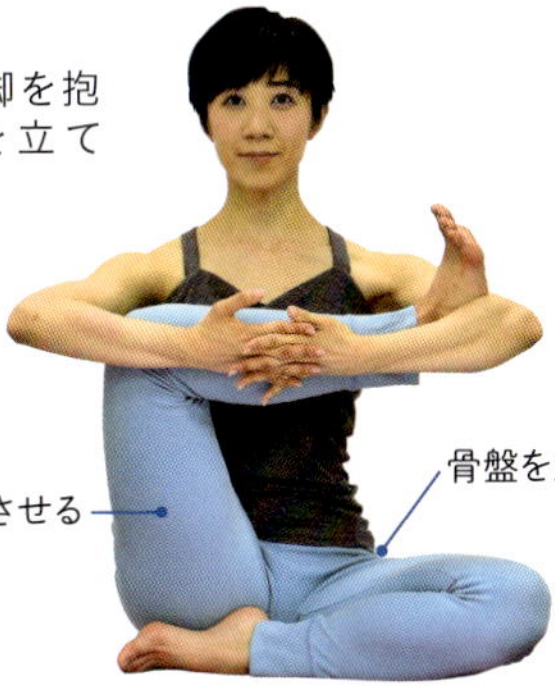
右ももを外旋させる
骨盤を立てる

easy!

片足をひざの上にのせるだけでもよい

両ひざを立てて座り、両手を体の後ろに下ろす。右のひざを曲げて外くるぶしを左ひざにのせる。右のお尻の筋肉が伸びていることを意識する。

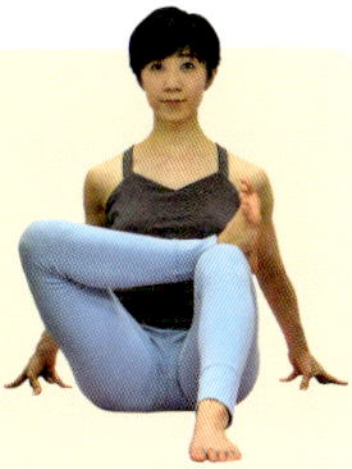

point!

つま先を内側に入れないように

NG

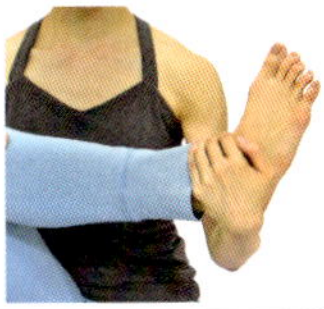

反対側も行う

⑥ 屍のポーズ
シャヴァ・アーサナ

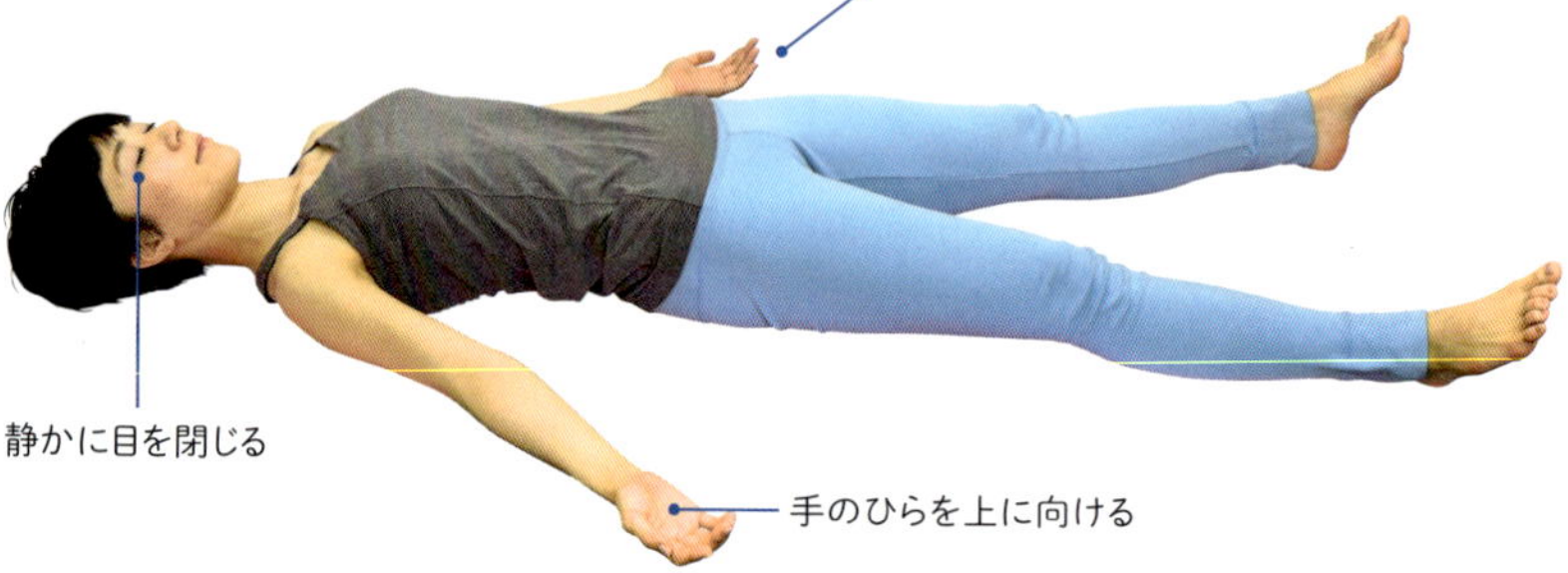
床に体を預けるように
全身の力を抜く
静かに目を閉じる
手のひらを上に向ける

1 仰向けになって両手、両脚をマット幅くらいに広げる。
呼吸に意識を向けて、ゆっくりと呼吸をくり返す。

2 5〜10分間ほど休んだら、2〜3回手足の指をにぎり、両ひざを曲げて体を右側に倒す。
両手で床を押しながら上体からゆっくりと起き上がる。

ポーズの後に

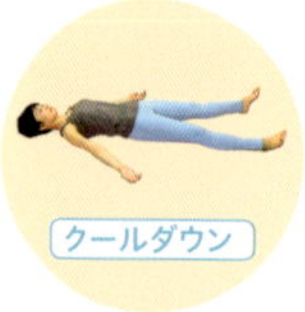
クールダウン

目的別

効果があがる ヨガの実践

Part 9

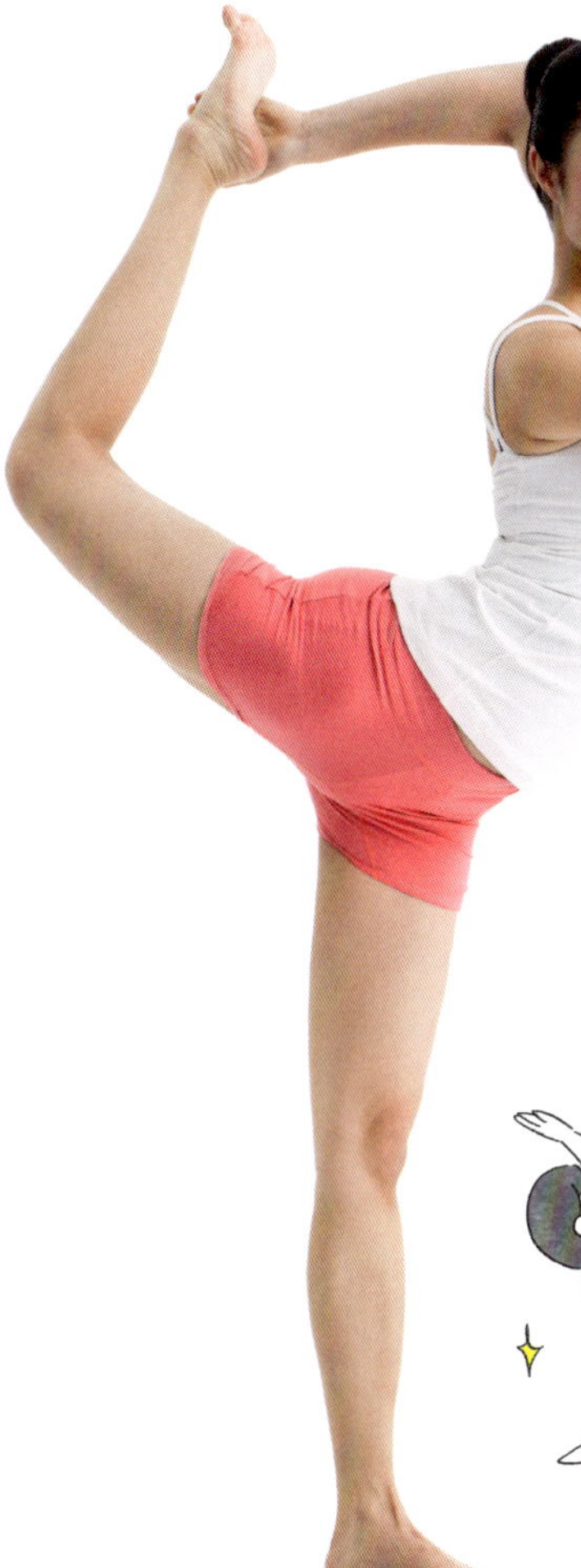

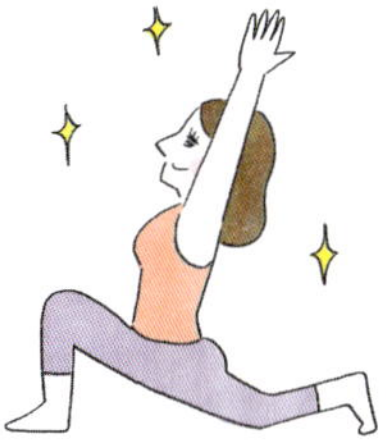

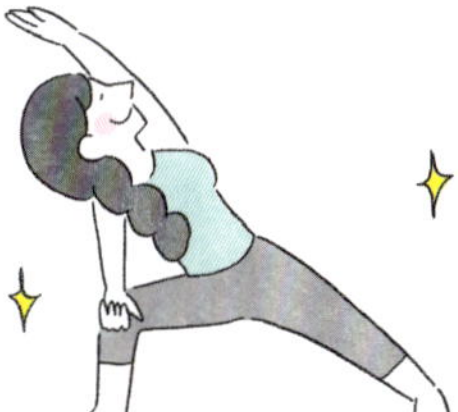

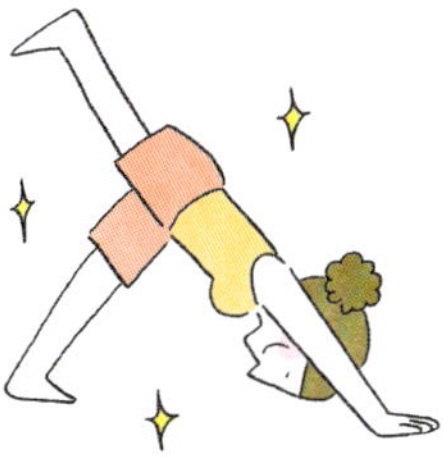

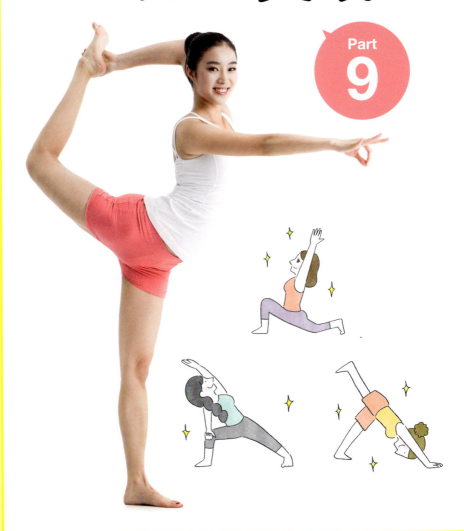

効果があがる2つの条件

ヨガにはさまざまな効果が期待できます。わたくしは、「ヨガ効果」と勝手に言っております。ダイエット効果、体力アップ効果、アンチエイジング効果、免疫力アップ効果、健康維持効果などが挙げられます。

しかし、それには条件が必要です。

一番の条件は、しつこいようですが、常に「呼吸を意識する」ことです。呼吸を意識しないで、ただポーズをとるのは、単なる筋肉運動です。健康の向上やヨガ効果には何も寄与しません。呼吸のタイミングとポーズの動きを関連づけてヨガをすることです。

次に大切なことは、「継続」です。日常の健康維持として習慣化することです。「継続は体と心の力」になります。これによっていろいろなヨガ効果が、結果として得られるのです。

ここでは、具体的にさまざまヨガ効果となる内容とともに、仕事の合間にでもできるオリジナルなポーズも紹介しています。

一人でコツコツやるのは、なかなか根気のいることです。根気よく続けるには、ヨガ仲間と皆でやるのがおすすめです。先述した「盆踊り効果」です。気軽に目標を維持できます。

週に1回は集まり、残りの1～2回は自分だけでやるというだけでも根気が続きます。

これから述べるポーズは、筋膜ヨガ以外は、どの施設でもやる基本ポーズです。みんなで和気あいあいと楽しみながらやるのが継続する力になります。

あとは自分の目標を恥ずかしがらずに、

ダイエットを目標にする！

体力アップを目標にする！

アンチエイジングを目標にする！

と、他人に宣言することです。

1 ダイエット・体力アップ

ダイエット効果をヨガで得られるかどうかは、ヨガを行う頻度と、どのようなヨガのポーズをするかで決まります。

ヨガをどこで行うかも大きなポイントです。やはり「盆踊り効果」をねらって、みんなと一緒にスタジオやジムでやるのが楽しく、モチベーションを維持できます。

ヨガをやる頻度が週1回では、現状維持はできますが、それ以上は望めません。週2回では、体重は少し減りますが、期待するほどの効果は出ません。週3回になると、明らかにダイエット効果が月単位で出てきます。しかもリバウンドが出にくくなります。

ダイエットに適しているのは、大きな筋肉を使うパワーヨガ系です。

わたくしが時々ワークショップをしたり、通ったりもしているスタジオ・ヨギーでいえば、「ボディ」とか「フロー」とか「アシュタンガ・ヨガ」とかの、「II」とか「III」でしょう。スタジオによっては「パワーヨガ」と銘打っているところもあると思います。

常にヨガを続けると、抗重力筋に力がついてきます。体全体の筋肉の活動も高まるので、一日に消費するエネルギー量が増えてきます。こうなると、食事と関係なくエネルギーを消費してくれるので、ダイエットになります。極端な食事制限をすることなく、普通の食事でも体重は増えにくくなります。

体力アップのためには、大きな筋肉を使ったポーズをくり返し行うと、結果的に体力が向上してきます。

体力アップを個人でする場合、とても大切なポイントがあります。それは、大きな筋肉である大腿や臀部の筋肉群、腹筋群や肩周辺の筋肉群などを使ったポーズを、キープする時間と、反復する回数を、普段より2~3倍以上かけて行うことです。

下記に示すポーズを、週3回を目標にします。
週1回ではやせません。
週2回で、多少体重が減るか、現状維持です。

ポーズの前に

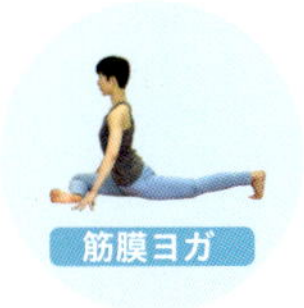
筋膜ヨガ

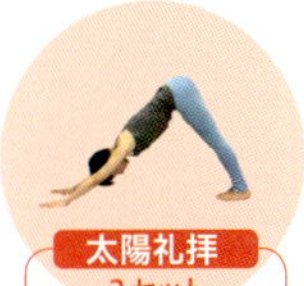

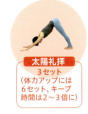

太陽礼拝
3セット
（体力アップには
6セット、キープ
時間は2〜3倍に）

① 戦士のポーズII

ヴィーラバドラ・アーサナII

1

両手を腰にそえて、両脚を大きく開く。

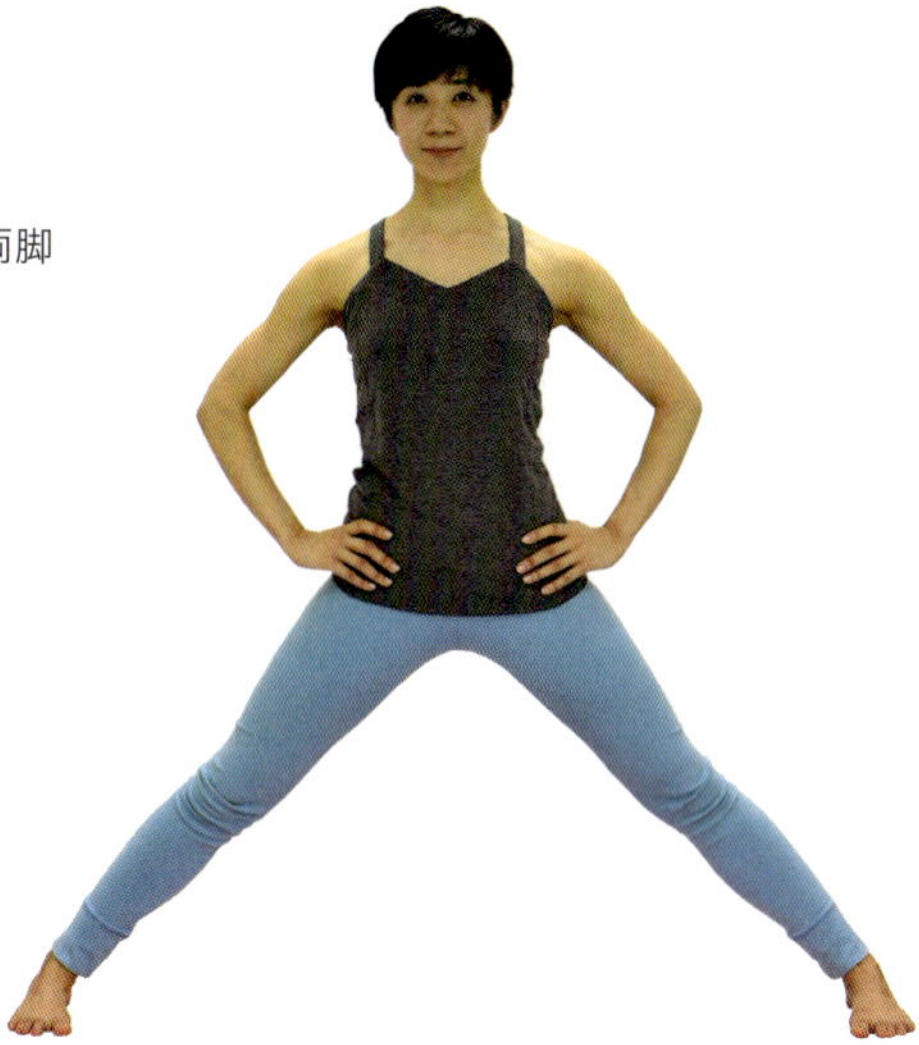

2

右足を90度外側に向け、息を吸いながら両手を横に広げ、吐きながら右ひざを曲げ、同時に腰を落とす。吐く息を長くする呼吸を10回する。

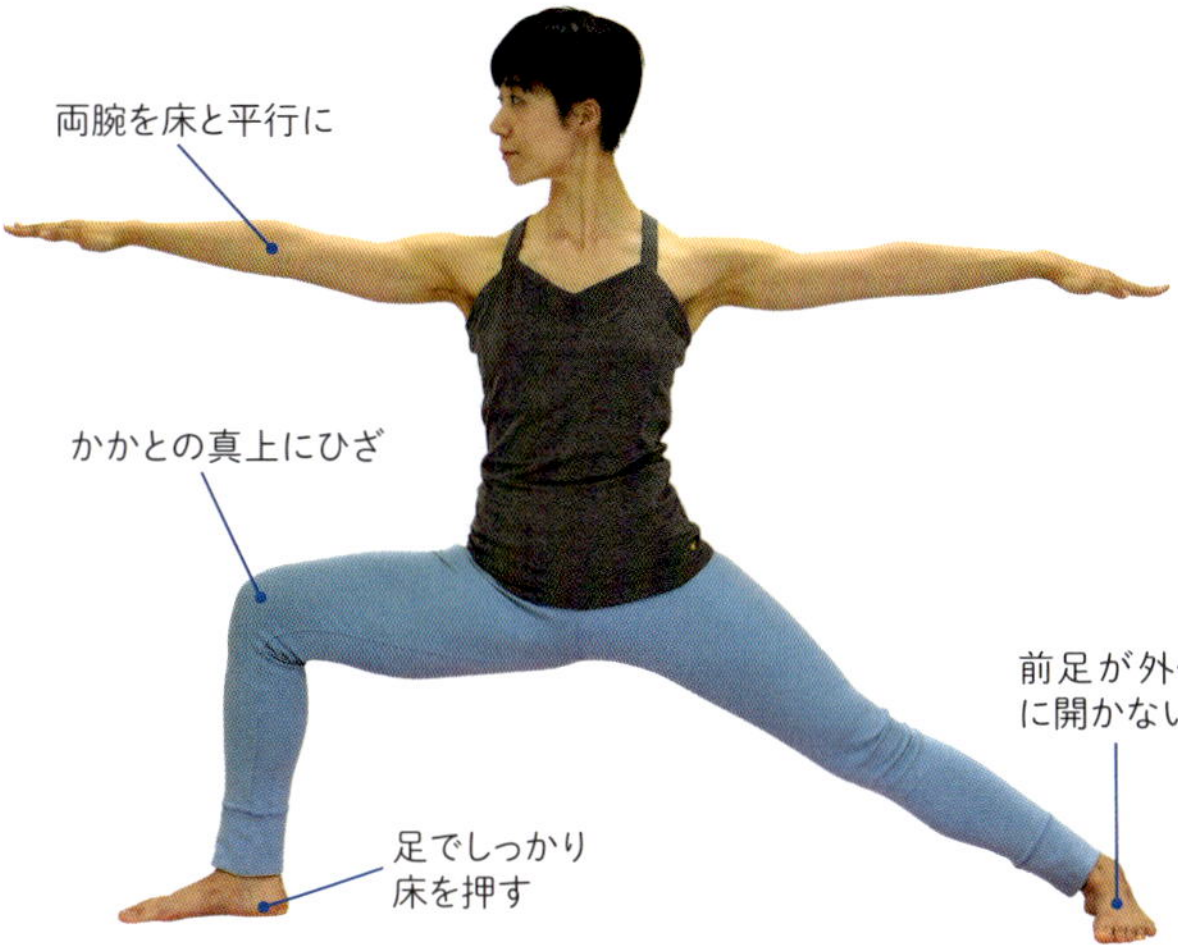
両腕を床と平行に
かかとの真上にひざ
足でしっかり床を押す
前足が外側に開かない

反対側も行う

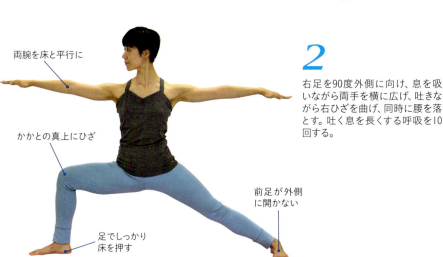

② 体を横に伸ばすポーズ
パールシュヴァ・コーナ・アーサナ

1 両脚を大きく広げ、左足を90度外側に開く

左手を腰へ置き、右ひざを90度に曲げ、右手を右太ももに。左足の太ももの付け根を少し後ろへ引いた後、尾骨を中にたくし込み、腹筋を引き上げる。右胸を天井へ向ける意識で胸を開き、息を吸って左腕を天井へ、吐きながら左腕を耳たぶに付くように伸ばす。吐く時間を長くして10呼吸する。

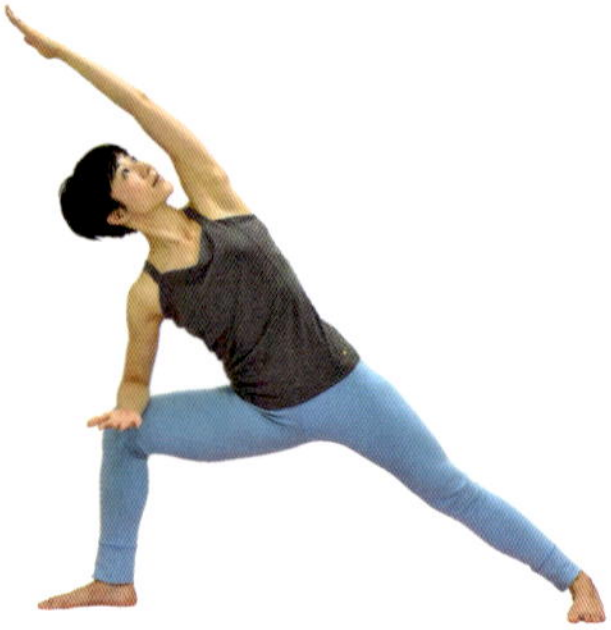

反対側も行う

2 筋膜バージョン

右手を右足の外側に置き、足の小指のヘリと右手の母指球が離れないように意識して、軸を中心軸に足からひざ、腰、胸、頭と左へ回転していく。手の母指球が足の母指球と一直線になるように手の母指球をさらにその線に沿って伸ばす。

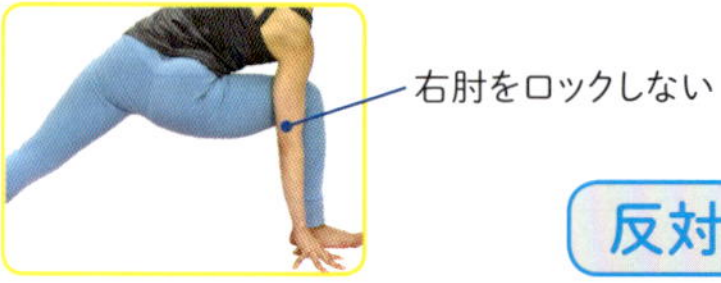
右肘をロックしない

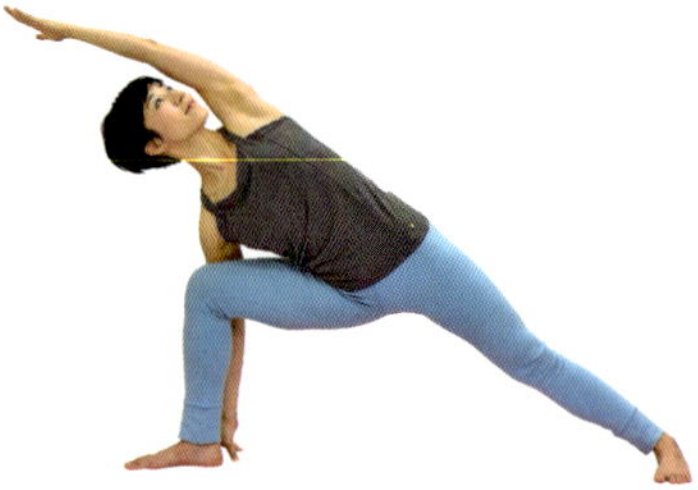

反対側も行う

③ 鷲のポーズ+前屈
ガルダ・アーサナ

1

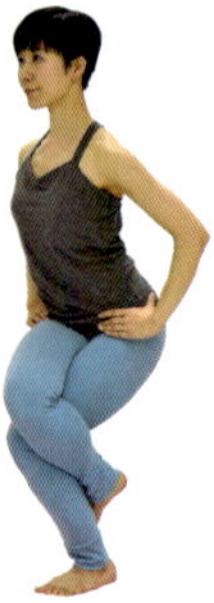

両手を腰に置き、ひざを曲げて左脚に重心を移動し、右脚を左脚にからませる。

2

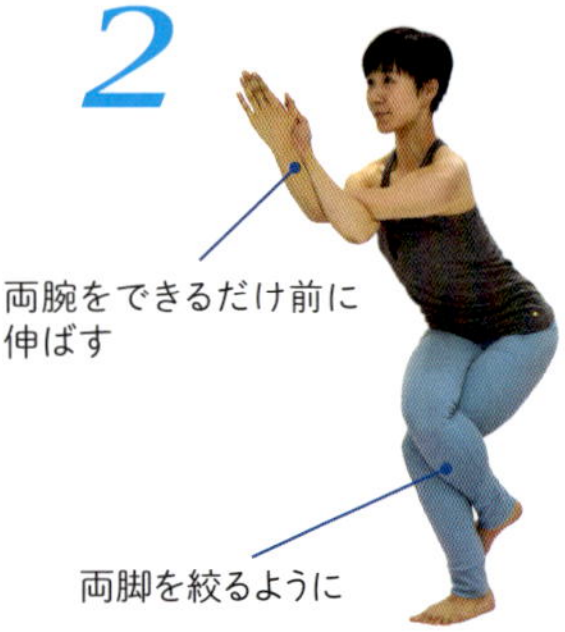
両腕をできるだけ前に伸ばす
両脚を絞るように

両腕を前に伸ばしてから、右手を上にしてクロスする。
両手のひらを合わせ、息を吐きながら両腕を上げ、顔から離し、両ももの付け根は後ろへ引く。
手と脚のクロスは逆だと覚えておくとよい。

3

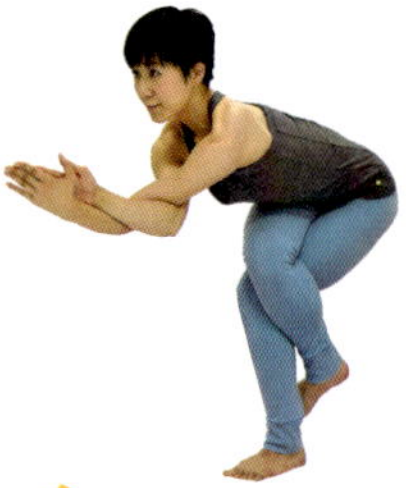

深く 目標 前屈する

反対側も行う

④ 椅子のポーズ+ねじる

ウトゥカタ・アーサナ

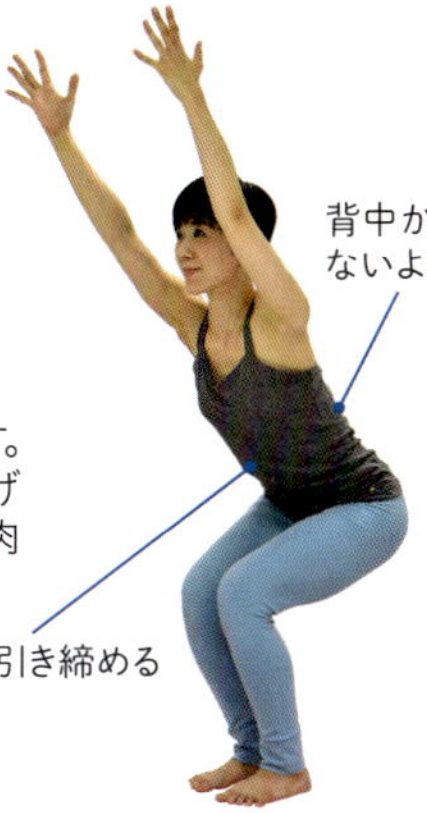

1 両脚をそろえて立ち、ももの付け根を後ろへ引きながら、ひざを曲げる。

2 腹筋を引き締めながら、両腕をまっすぐ上に伸ばす。ひざを曲げる角度が直角になるほど、両腕を上げる角度が大きくなるほど下半身や腹筋などの筋肉に負荷がかかる。

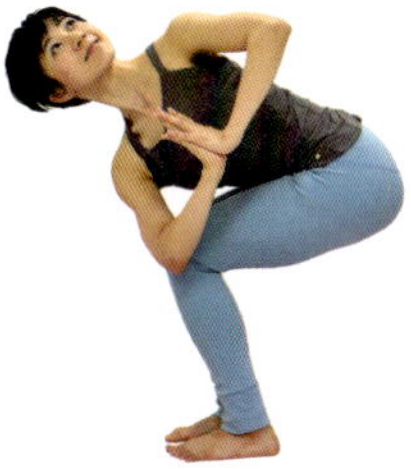

3 ねじる

上体を左にねじり右肘を左膝の外側に当てて胸の中央で合掌する。
背中が丸まらないようにし、合掌した親指が胸に近づくようにポーズを深める。

反対側も行う

⑤ 片足を上げた下向きの犬のポーズ+ねじる

エーカ・パーダ・アドー・ムカ・シュヴァーナ・アーサナ

1

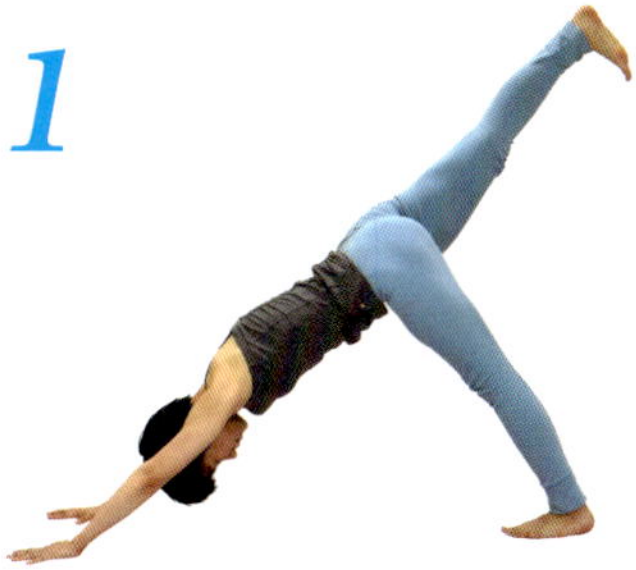

筋膜ヨガバージョン

四つんばいからお尻を引き上げ、下向きの犬のポーズになる。
右脚を引き上げ、踵と母指球を突き出すように足を伸ばし、両手は親指の母指球を床に押し当てるようにして上下に伸びる。

2

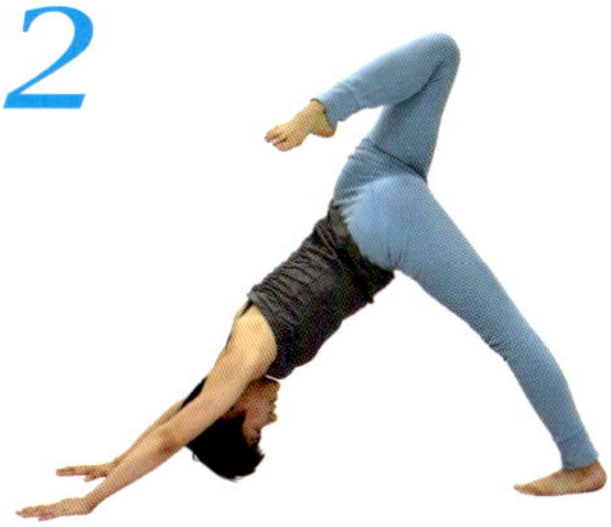

筋膜ヨガバージョン

両手の押し当てる力はゆるませずに、右母指球からひざ、腰、腹、胸と右回りに回転し最後に右足を引き上げながらひざを曲げる。上下にさらに伸び、3〜5呼吸キープする。

反対側も行う

ポーズの後に

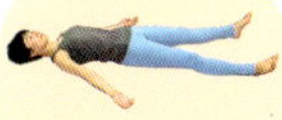

クールダウン

2 アンチエイジング・美肌・くびれを作りたい

Ｐａｒｔ６でお話しましたが、筋膜を伸ばすことがアンチエイジングに特に効果的です。ざっとおさらいしておきましょう。

・若い頃は整然と並んでいた筋膜の線維が、年を重ねると乱れたり縮んだりしてくる。しかし筋膜を伸ばすと整然とした若い状態に戻る。

・可動域が広がるので色んなポーズを楽しめるようになる。

・多くの筋肉を使うので体力アップ、免疫機能アップ、ダイエットにもつながる。

実践のポイントは、次の４つでしたね。ポーズをしながら、伸びを実感してみましょう！

①20秒くらいキープする　ゆったりと3〜5呼吸。瞬間的な動きでは伸びない。

②水分をとる。

筋肉と筋膜の間にある組織液が潤っていることが大事。脱水だと伸びにくいだけでなく、筋肉や靭帯を傷つけることになり、関節痛や靭帯損傷につながる。

「レッスン中は水を飲んではいけない」は医学的に明らかに「やってはいけないヨガ」。

③４つの段階を踏むと効果的

1）体側に沿って上下に伸びる

2）体軸（背骨）を中心にねじる

3）体側を側屈する（左右に倒して伸ばす）

4）後屈か前屈をする

④ねじる動きを意識する

❶ 片足を上げた下向きの犬のポーズ+ねじる

エーカ・パーダ・アドー・ムカ・シュヴァーナ・アーサナ

ポーズの前に

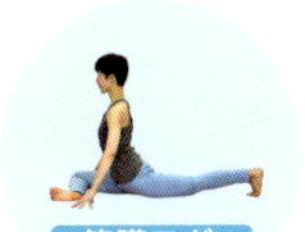
筋膜ヨガ

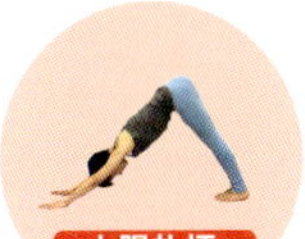
太陽礼拝
3セット

1

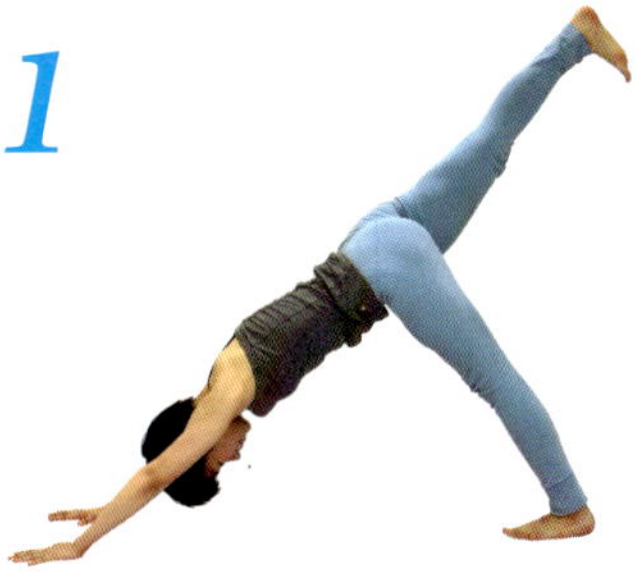

2

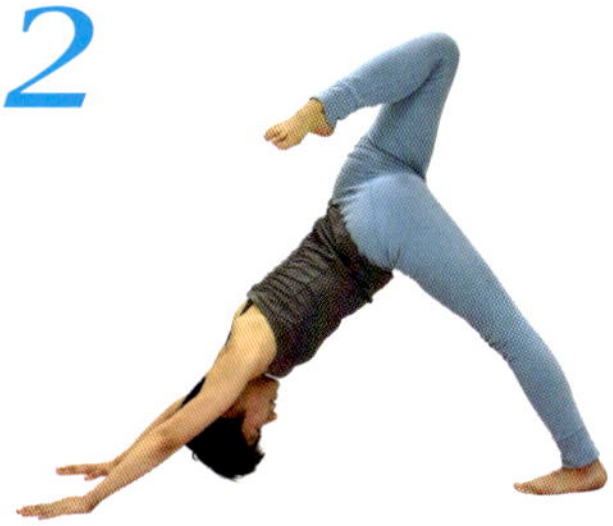

筋膜ヨガバージョン

四つんばいからお尻を引き上げ、下向きの犬のポーズになる。
右脚を引き上げ、踵と母指球を突き出すように足を伸ばし、両手は親指の母指球を床に押し当てるようにして上下に伸びる。

筋膜ヨガバージョン

両手の押し当てる力はゆるませずに、右母指球からひざ、腰、腹、胸と右回りに回転し最後に右足を引き上げながらひざを曲げる。上下にさらに伸び、3～5呼吸キープする。

反対側も行う

❷ 椅子のポーズ+ねじる

ウトゥカタ・アーサナ

1 両脚をそろえて立ち、ももの付け根を後ろへ引きながら、ひざを曲げる。

2 腹筋を引き締めながら、両腕をまっすぐ上に伸ばす。ひざを曲げる角度が直角になるほど、両腕を上げる角度が大きくなるほど下半身や腹筋などの筋肉に負荷がかかる。

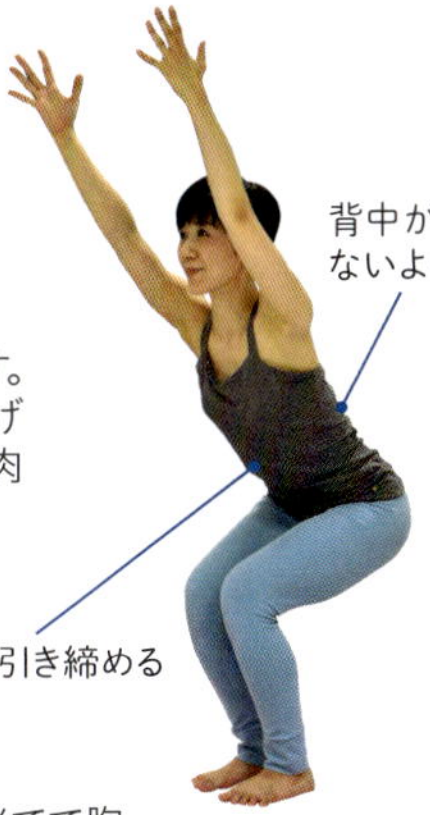
背中が丸まらないように
お腹を引き締める

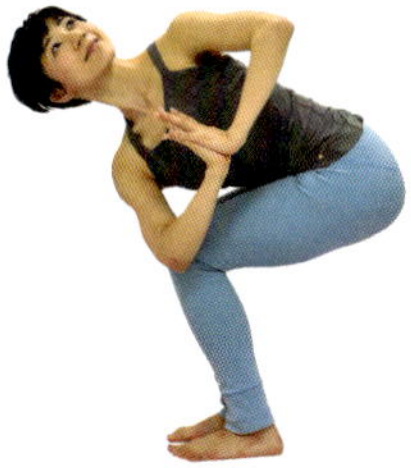

3 ひねる

上体を左にねじり右肘を左膝の外側に当てて胸の中央で合掌する。
背中が丸まらないようにし、合掌した親指が胸に近づくようにポーズを深める。

反対側も行う

❸ ねじりの前屈
デッド・ウォーリアー

1

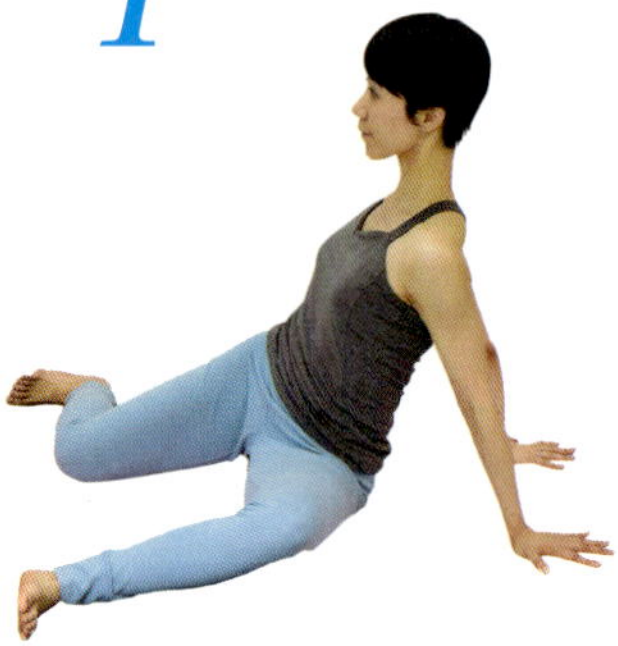

両手を後ろにつき、両ひざを立てて左側に倒す

2

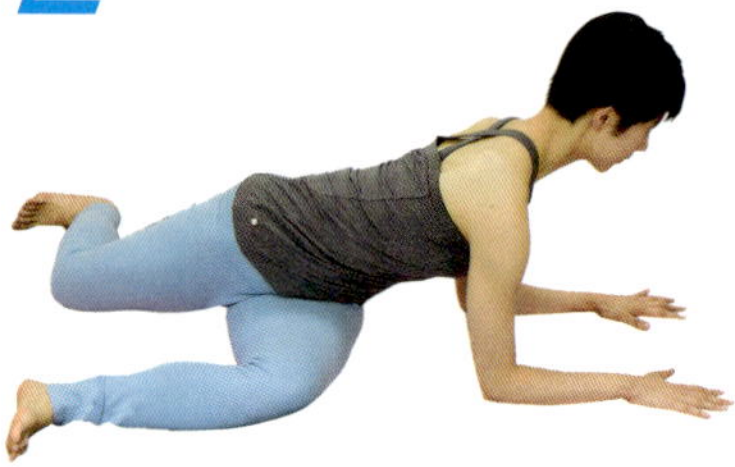

上体を左にねじって後ろを向き、
肘と両手のひらを置く。
5呼吸したら元に戻る。

2 のバリエーション

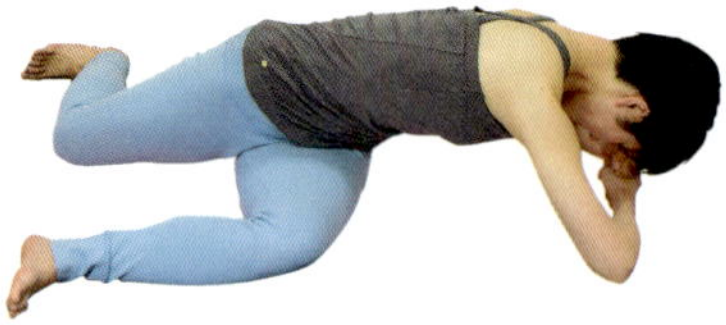

つらくなければ、両腕を床につけ、
額を下ろす。

【さらに深めたバージョン】（筋膜も伸びる）

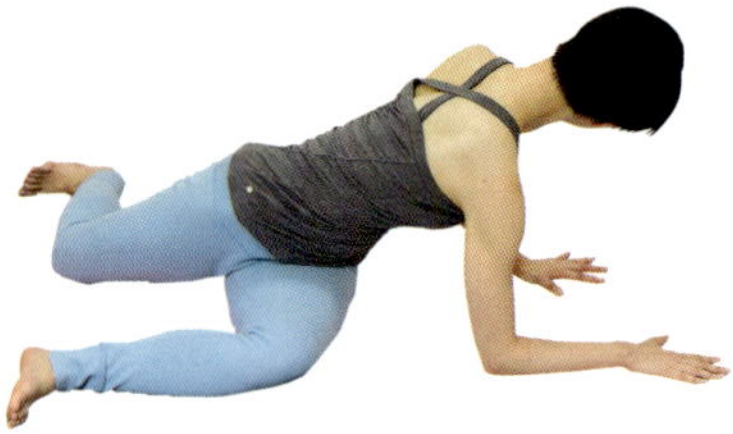

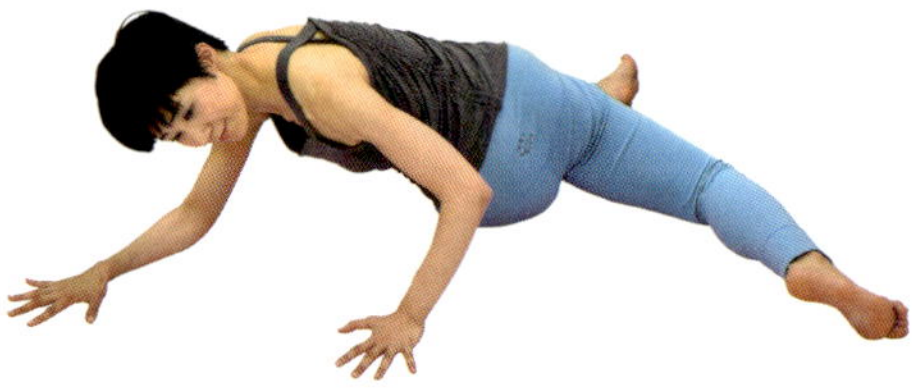

左肘を浮かせながら、上体をさらに左側にねじる。

反対側も行う

④ 三角のポーズ
ウッティタ・トゥリコーナ・アーサナ

1 両脚を広げ、右のつま先を外側に向ける。

2 両手を床と平行に真横に広げる。

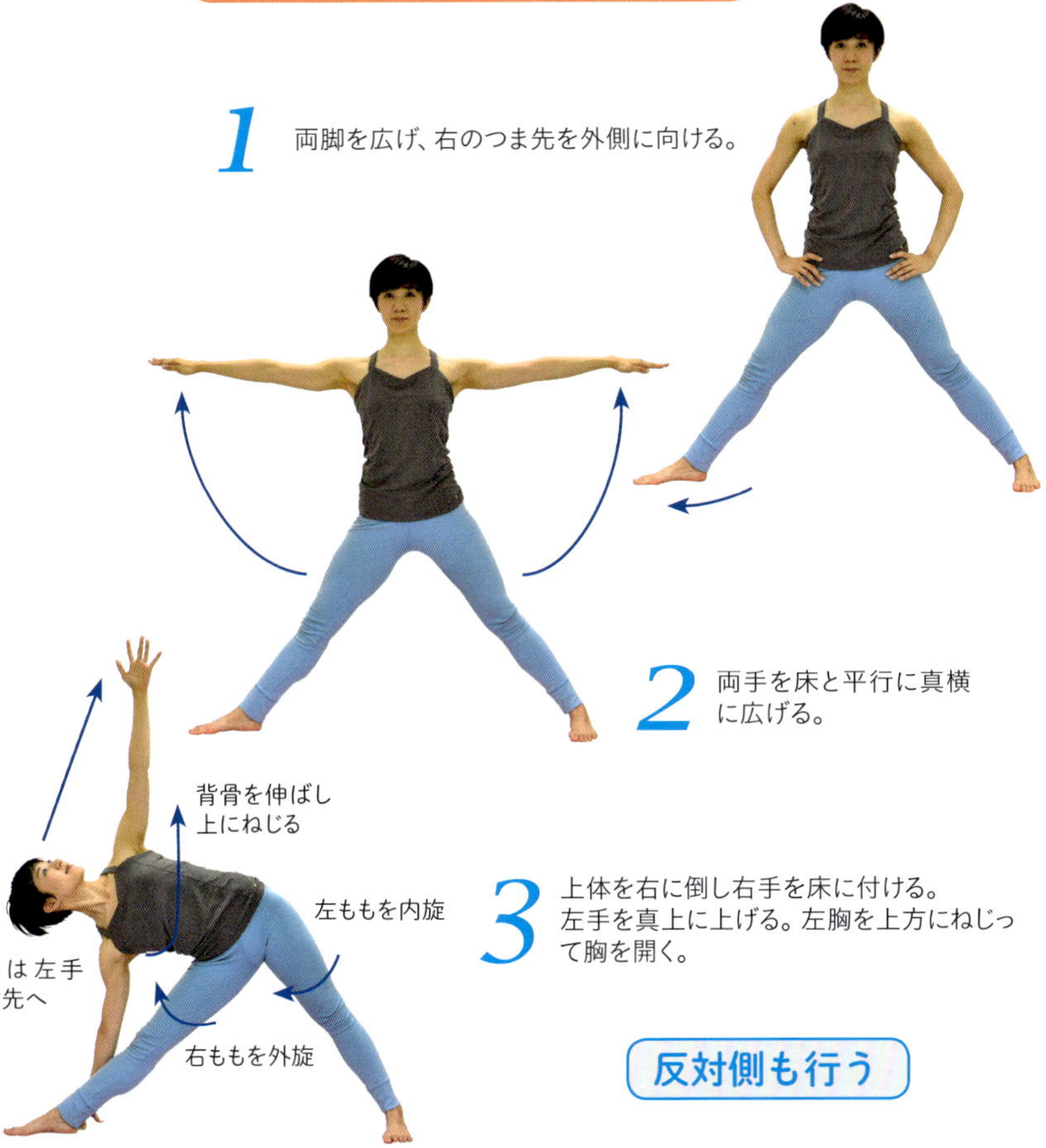
背骨を伸ばし
上にねじる
左ももを内旋
目線は左手
の指先へ
右ももを外旋

3 上体を右に倒し右手を床に付ける。左手を真上に上げる。左胸を上方にねじって胸を開く。

反対側も行う

easy!

右手はひざ下や足首でもOK

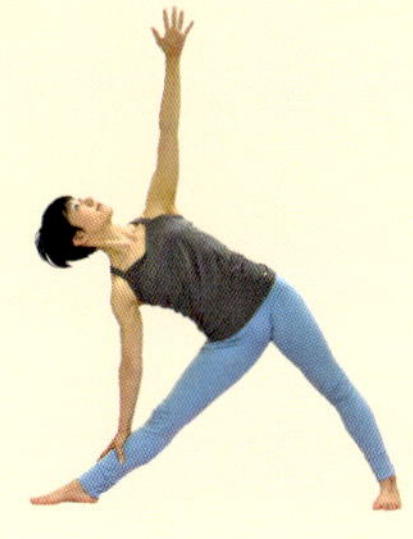

point!

上体を前に倒さない

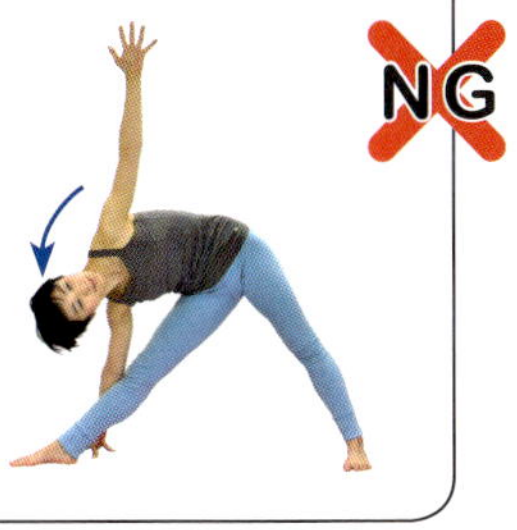
NG

ポーズの後に

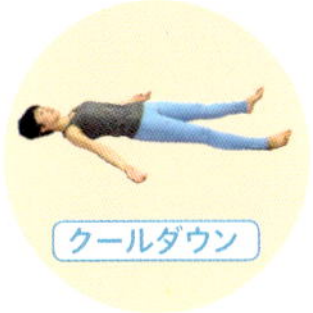
クールダウン

3 免疫力アップ

免疫機能はストレスとの関連が深くあります。ストレスが解消されないと、免疫機能も落ちてきます。風邪をひきやすくなり、ばい菌やウイルスの感染にもかかりやすくなります。さらには、アレルギーに関係する病気（花粉症やじんましんや喘息）なども起こしやすくなります。

ストレスは自律神経のバランスも崩します。ストレスがたまりすぎると、交感神経の異常な興奮が起こり、免疫機能も低下することが最近の研究から明らかになりました。免疫機能の低下は、感染やアレルギーを起こしやすくするだけではなく、傷口の治りも悪くし、がん細胞も体に増やしやすくさせます。

健康的なヨガは、自律神経の機能を安定させ、体と心のストレスを開放させ、結果的に免疫機能も向上します。ヨガなら何でもいいというわけではないということです。

ヨガを取り巻く環境、呼吸の意識をもったポーズ、シャヴァ・アーサナの有無、脱水への配慮などが大事です。体と心につらい負担をかけ続け、呼吸もスムーズにできず、究極の至福のポーズ（シャヴァ・アーサナ）もないヨガは、まさに、「やってはいけないヨガ」なのです。

4 健康維持、運動不足解消

とくにダイエットしたいわけでもないし、これといって症状があるわけでもないけど、毎日の生活に運動を取り入れたい。長く、できれば一生続けたくなるような習慣を持ちたいという人は多いと思います。

あるいは、肩こりとか腰痛とか、なんらかの症状がたまにあるけど、気にならないときもあるという方もたくさんいらっしゃるでしょう。

どういう方にとってもヨガはぜひおすすめしたい習慣です。この本で説明している正しいやり方で取り組んでいただければ、一生の友、伴侶になってくれるはずです（わたくしもその一人です）。

健康を維持したいのは、誰もの願いです。一度大病を経験した人は、その願いはさらに強くなります。病気や症状のない人でも健康に無頓着だと、とんだしっぺ返しを受けます。

ハードなエクササイズをしなくても、日頃のちょっとした運動で、健全な体調を維持できます。ライフスタイルによって、人によりヨガができる（あるいはやりやすい）時間帯はそれぞれだと思います。

ここではまず、朝と夜に分けて紹介しましょう。

そのあとに、家とオフィスで行うヨガ、つまり「ホームヨガ」と「オフィスヨガ」をご提案します。

朝しか時間がとれない場合

朝、起床してからいろいろな準備や支度でヨガをするヒマもない方が多いと思います。

でも、朝こそ体と心をリセットできる絶好の時間です。ヨガをしたあと元気が出てきます。

ウォームアップとしての筋膜ヨガとクールダウンだけでも十分です。

シャヴァ・アーサナも気持ちよく、二度寝をしてしまうほどです（わたくしはそれを防ぐためスマートフォンのタイマーを使っています）。

メディテーションにご興味があれば、このあと10分でもいいので（可能であれば20分）行うと、さらに効果が上がります。ここでもタイマーを使います。

休日や時間的な余裕のあるときには、フルコース（ウォームアップ→太陽礼拝3～5セット→「症状別ヨガ」または「項目別ヨガ」→クールダウン）をやりましょう。

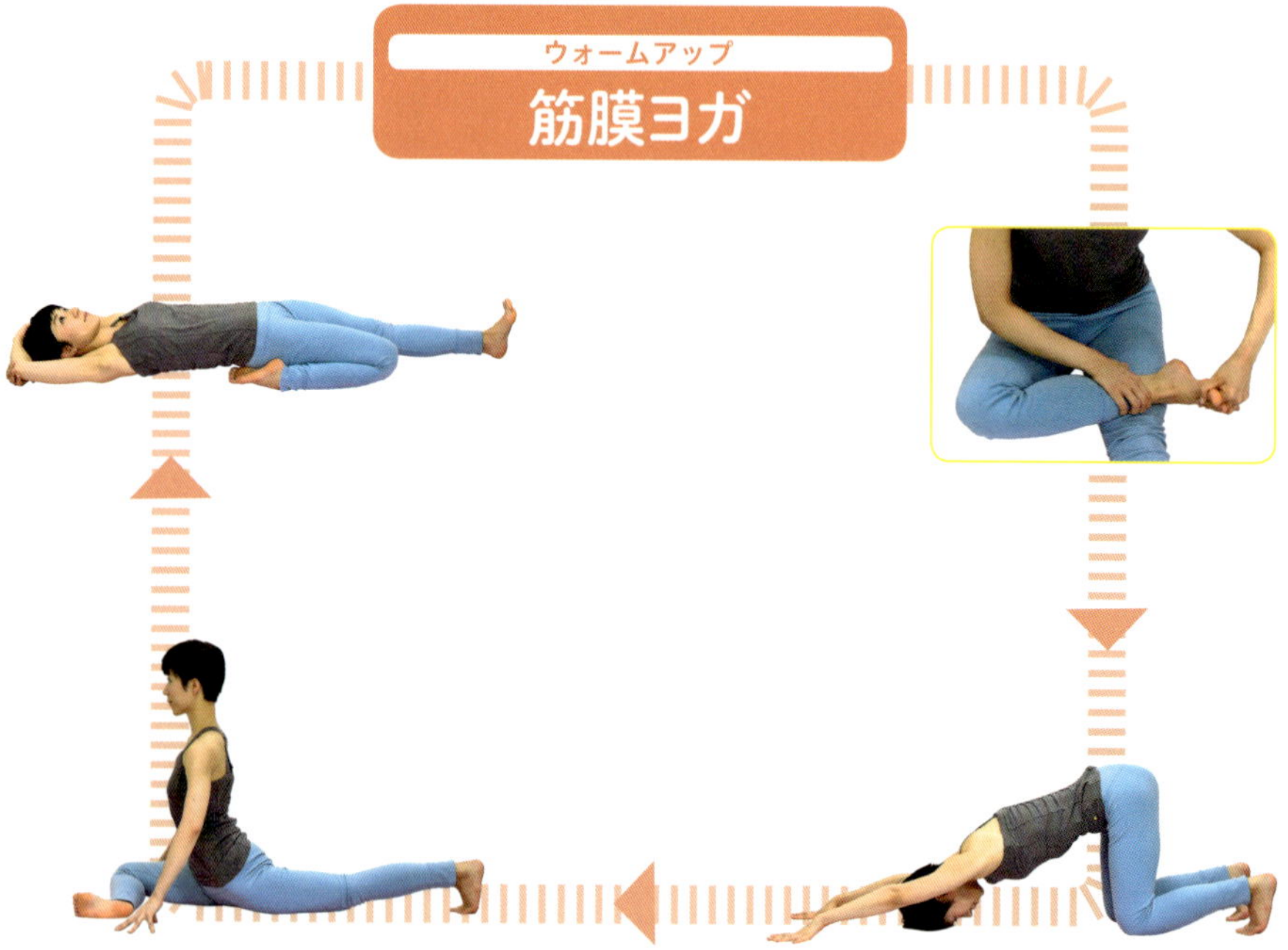

クールダウン

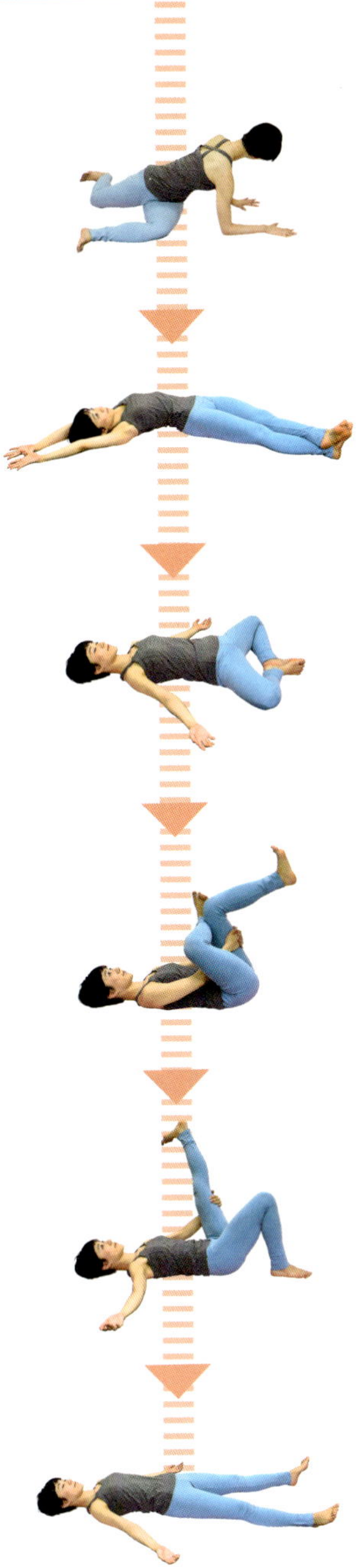

太陽礼拝

3～5セット

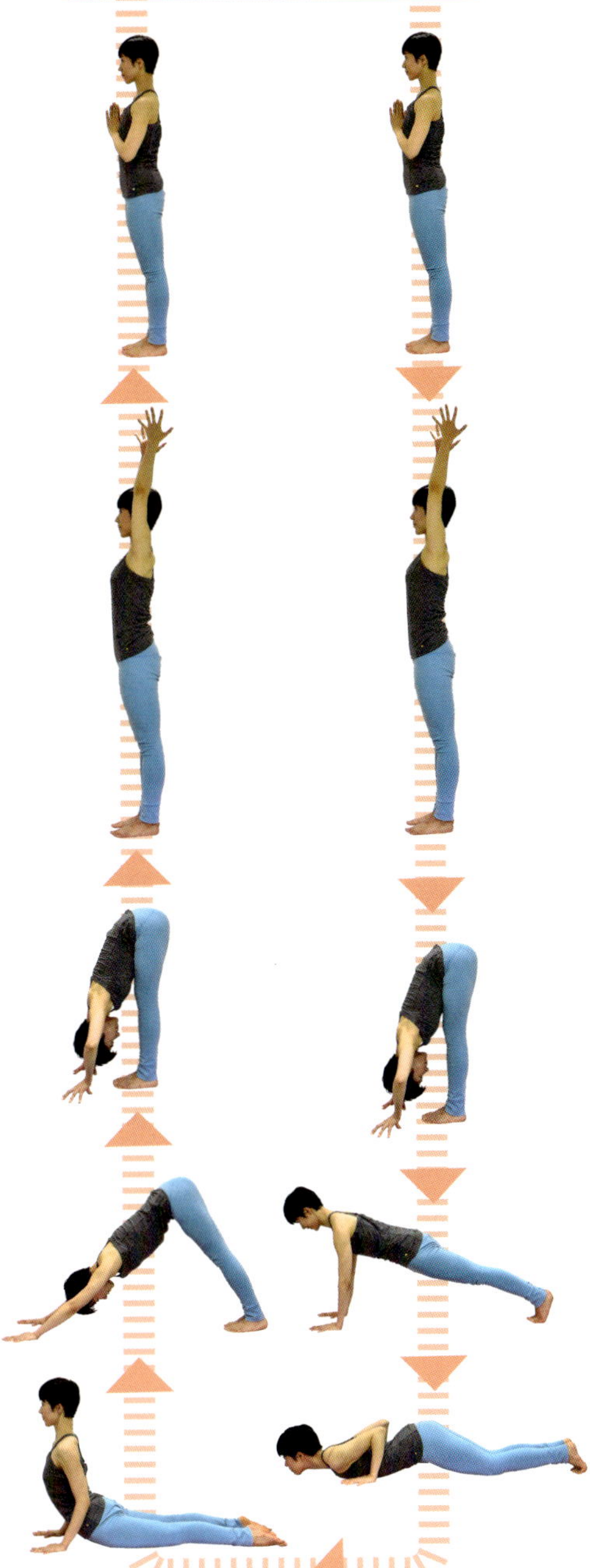

夜しか時間がとれない場合

夜にヨガをするとき、汗を出しすぎて、シャヴァ・アーサナもなくやり続けると、交感神経の活動が静まらなくなり、眠りにつけなくなります。

寝つけても睡眠の質は確実に落ちます。

家でやるときは、ウォームアップとクールダウンで十分です。これに「寝たまんまヨガ」を入れると、健やかな眠りにつけます。

一日の疲れを癒やすためにも、お風呂あがりにやると絶好のリセットタイムになります。

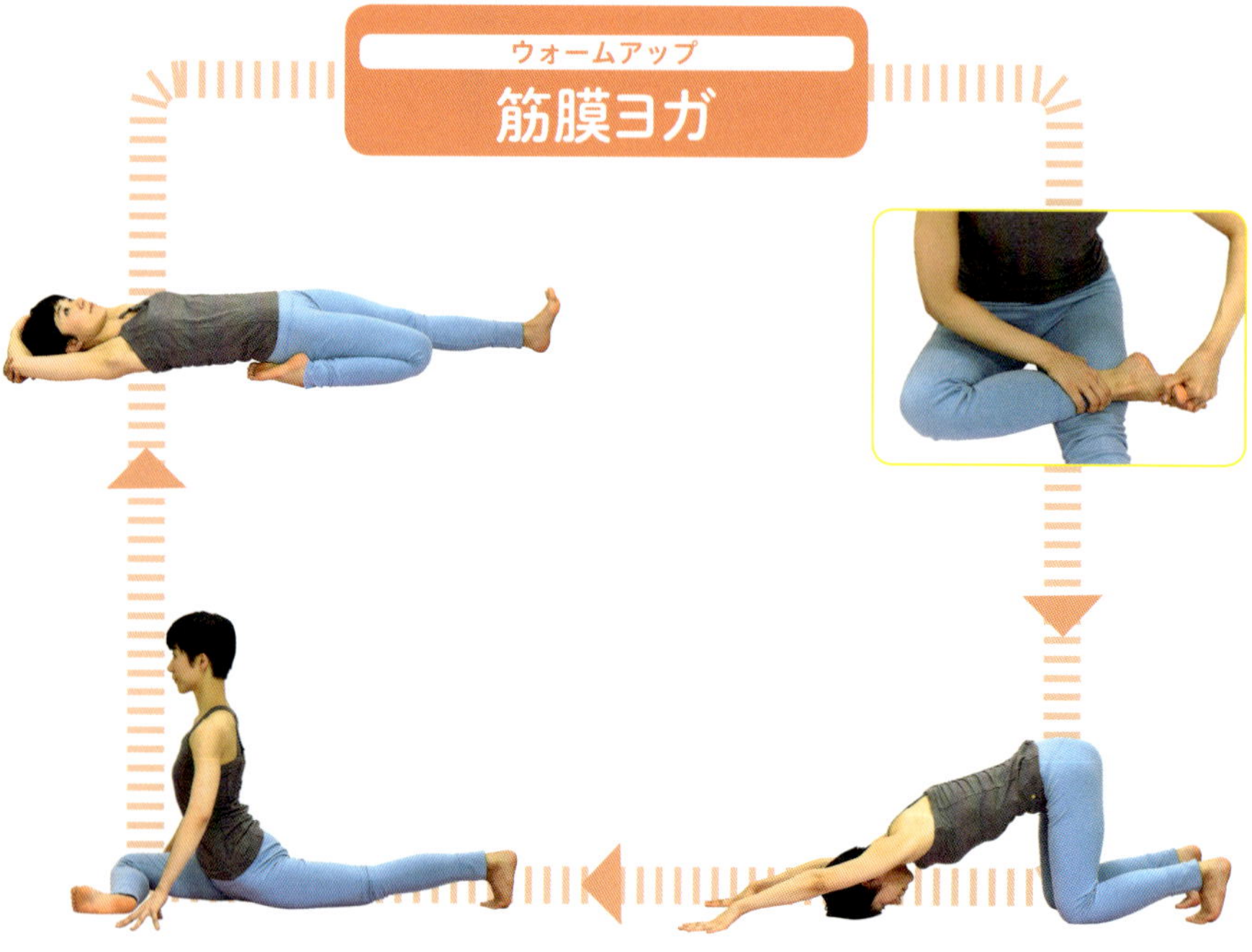

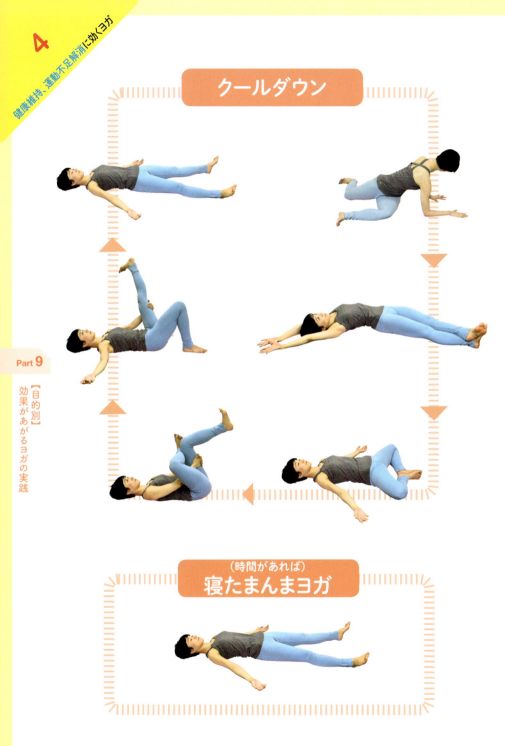

クールダウン

（時間があれば）寝たまんまヨガ

座っている時間／立っている時間が長い人

現代社会では、コンピュータを使って、座ったままキーボードに向かって仕事をすることが多くなっています。いっぽうで、立ち仕事で歩き回って座るヒマもない人もいます。いずれにしても、体と心が緊張したまま、肩と首がこり固まったり、猫背になったり、浅い呼吸になってきます。

浅い呼吸は専門的には「浅い胸式呼吸」といいます。本来の呼吸なら使ってはいけない呼吸補助筋という、肩と首にある筋肉をたくさん使った呼吸です。

この浅い胸式呼吸は、目の前にクマがいて、肩を持ち上げたまま首を緊張させ「ハーハー」「ヒーヒー」と威嚇しているかのような呼吸です。戦うか逃げるかという戦闘モードの呼吸です。本来の呼吸ではなく、交感神経の過剰な興奮状態なのです。仕事中だけでなく、出勤時や仕事の後の電車や地下鉄の中でも、この呼吸をしている人がいます。

この呼吸を続けていると、肩と首の筋肉の緊張により、常に肩こりと首こりが起こります。緊張しすぎのため頭痛も起こります。疲れやすくなり、怒りやすくなり、落ち着きもなくなります。交感神経の興奮がおさまらず、便秘にもなりがちですし、逆に興奮しすぎて下痢気味になることもあります。

こういうときこそ「オフィスヨガ」です。

❶ 壁を使ったダウンドッグ
a) ねじる b) 片足を後ろに上げる

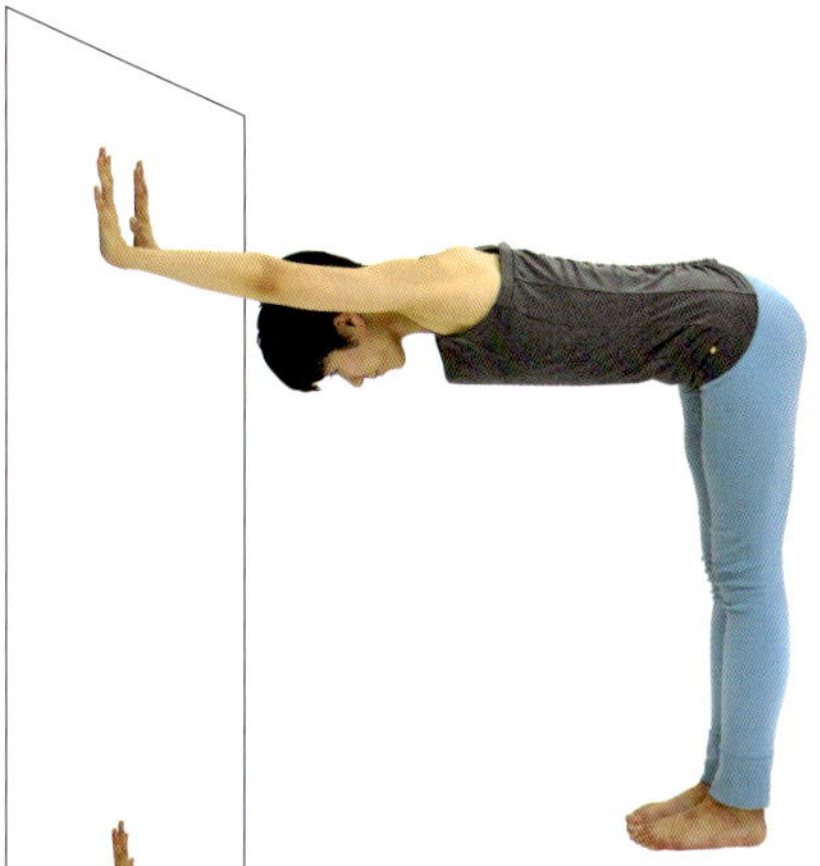

1

壁に向かって、両足をそろえて立ち、上体と両腕が床と平行になるように前屈する。両手のひらを壁に当てる。

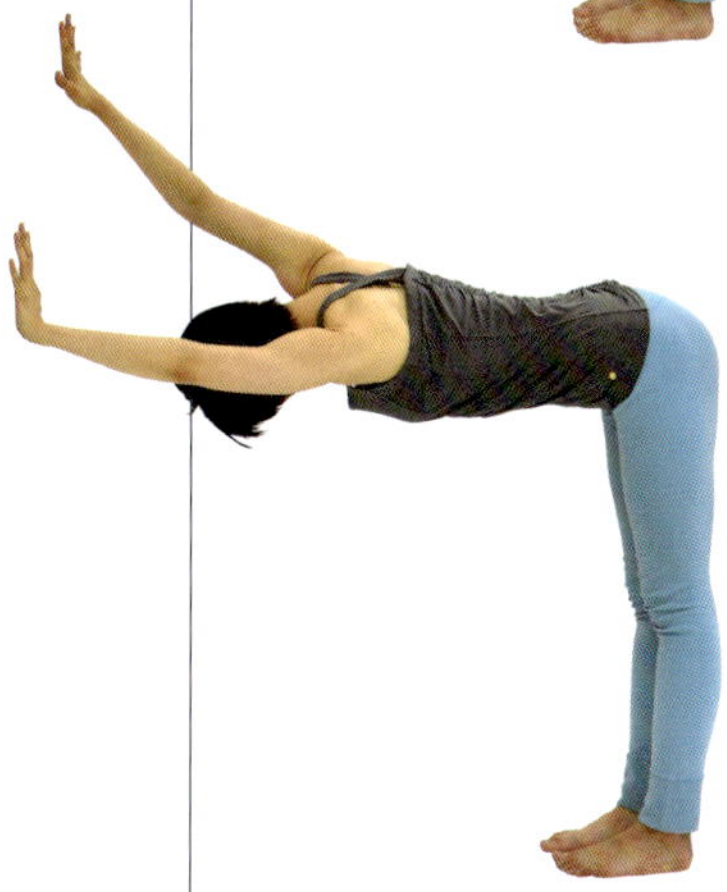

2-a ねじる

右手を上方にずらし、上体を右にねじる。

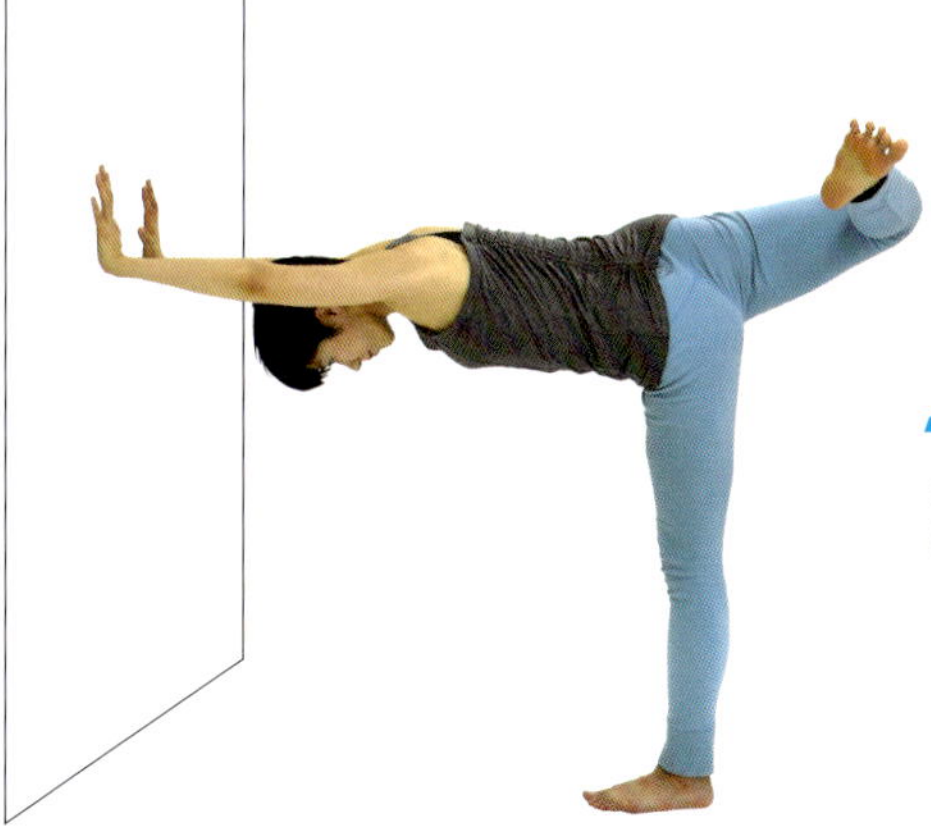

2-b 片足を後ろに上げる

右手を元に戻し、右足を後ろに上げ、ひざを曲げ、ひざからつま先まで左へ引く。

反対側も行う

② 壁を使った弓のポーズ
（筋膜ヨガバージョン）

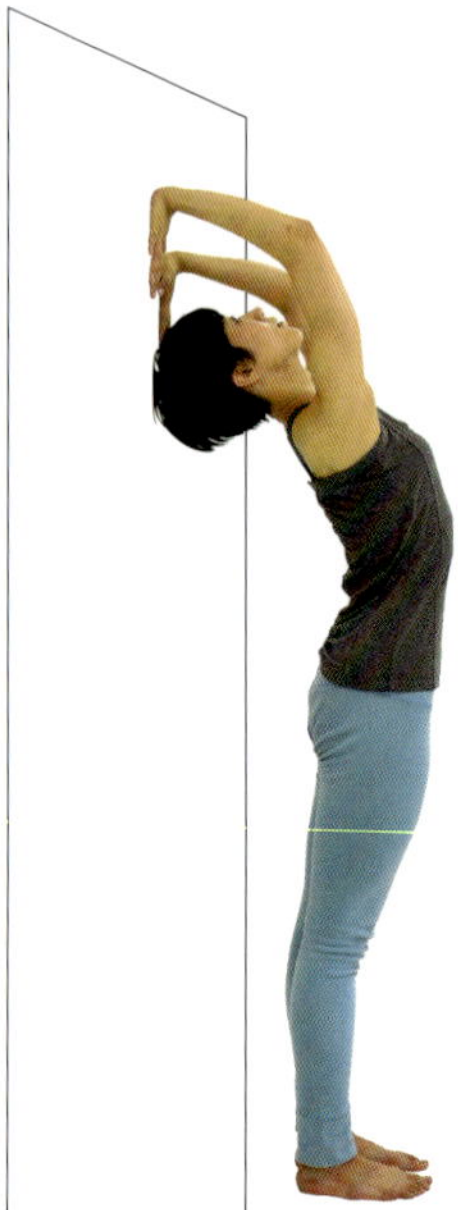

1

壁を背にして立ち、体を後ろに反る。
手足の母指球に力を入れて壁・床を押す。

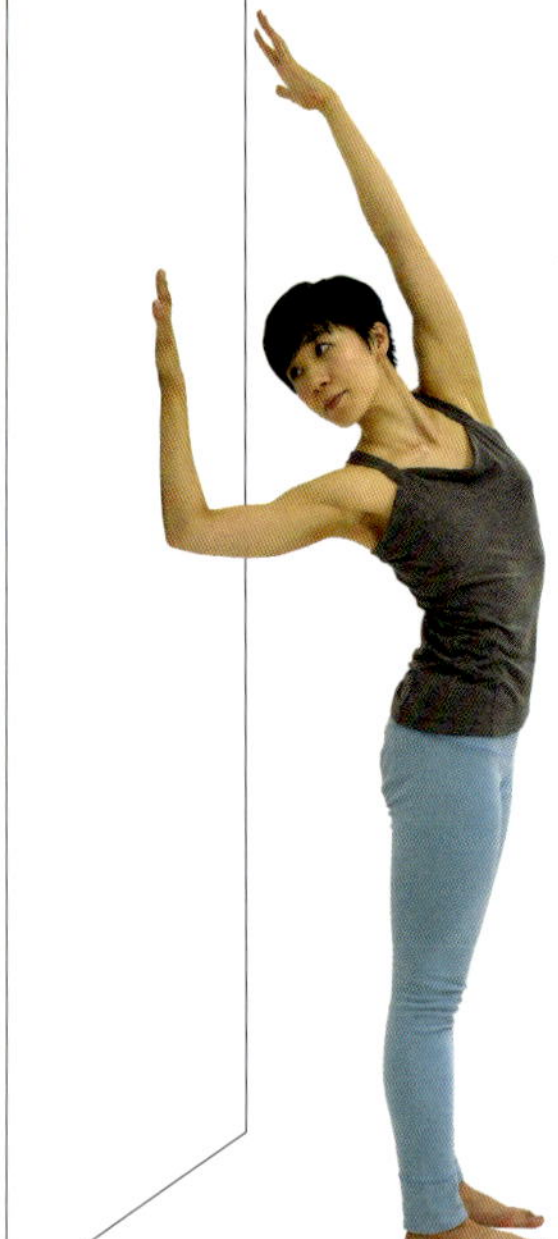

2 ねじる

右手のひらと母指球で壁を押しながら
左手を上に伸ばし、右にねじる。
手足の母指球に力を入れる。

反対側も行う

③ 両手をあげるポーズ
（筋膜ヨガバージョン）

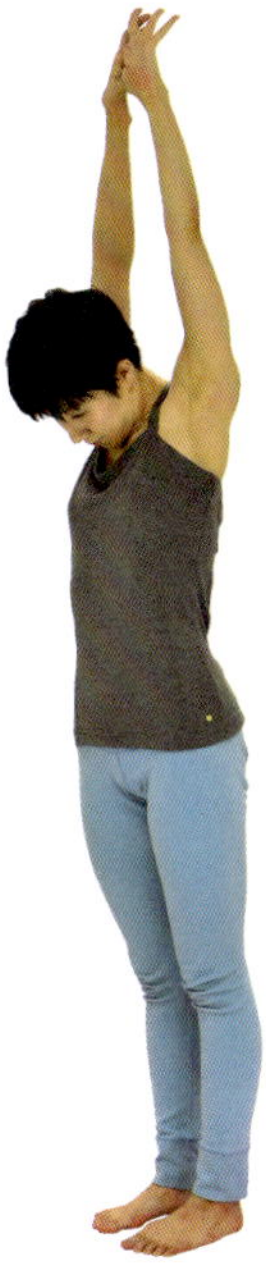

1 親指・人差し指・中指をクロスさせ、腕を上げる。

2 頭を前に倒す。首の後ろが伸びる。

point!
親指から3本ずつクロスさせる

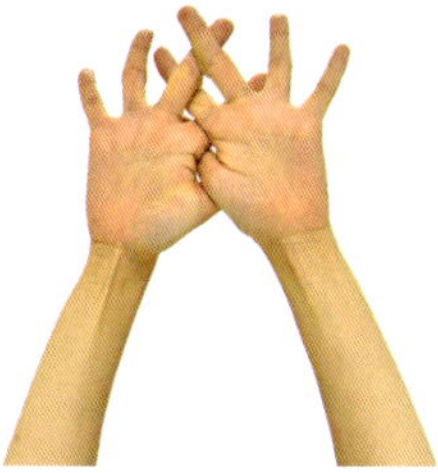

point!
手のひらを上に向ける

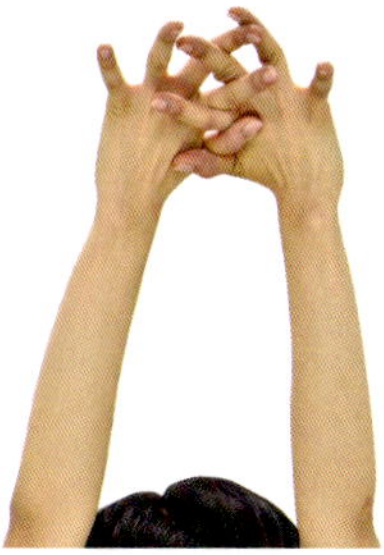

手を左右組みかえて行う

❹ 後ろ手のポーズ
（筋膜ヨガバージョン）

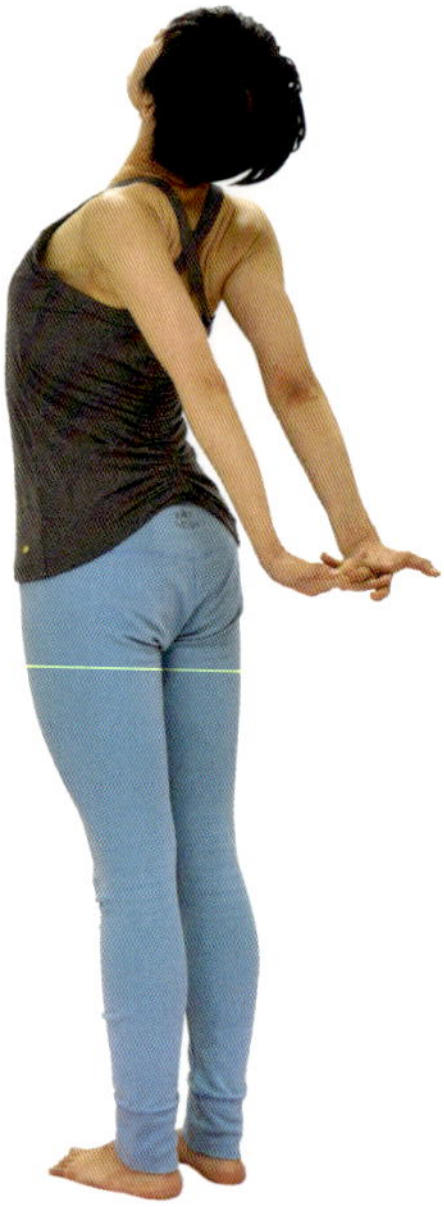

両手を腰の後ろに回し、小指・薬指・中指をクロスさせ、腕を下に伸ばす。

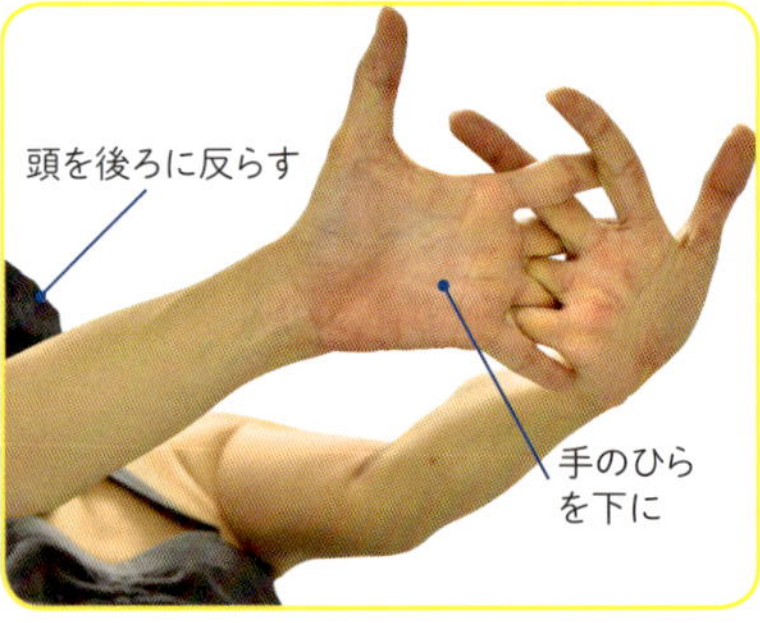

⑤ 立った三日月のポーズ
（筋膜ヨガバージョン）

1 手を上げず、脚を前後に開く。
足指はどちらも真正面を向く。

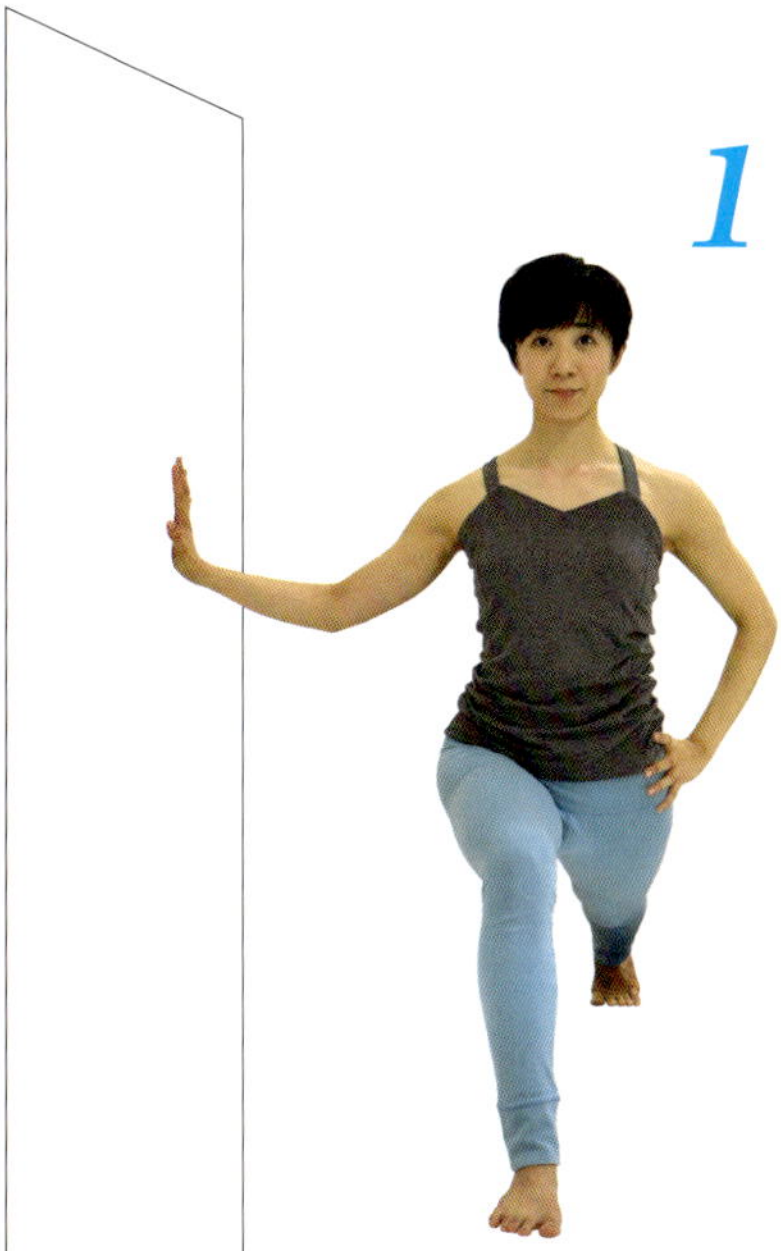

2 上体を右に倒す。

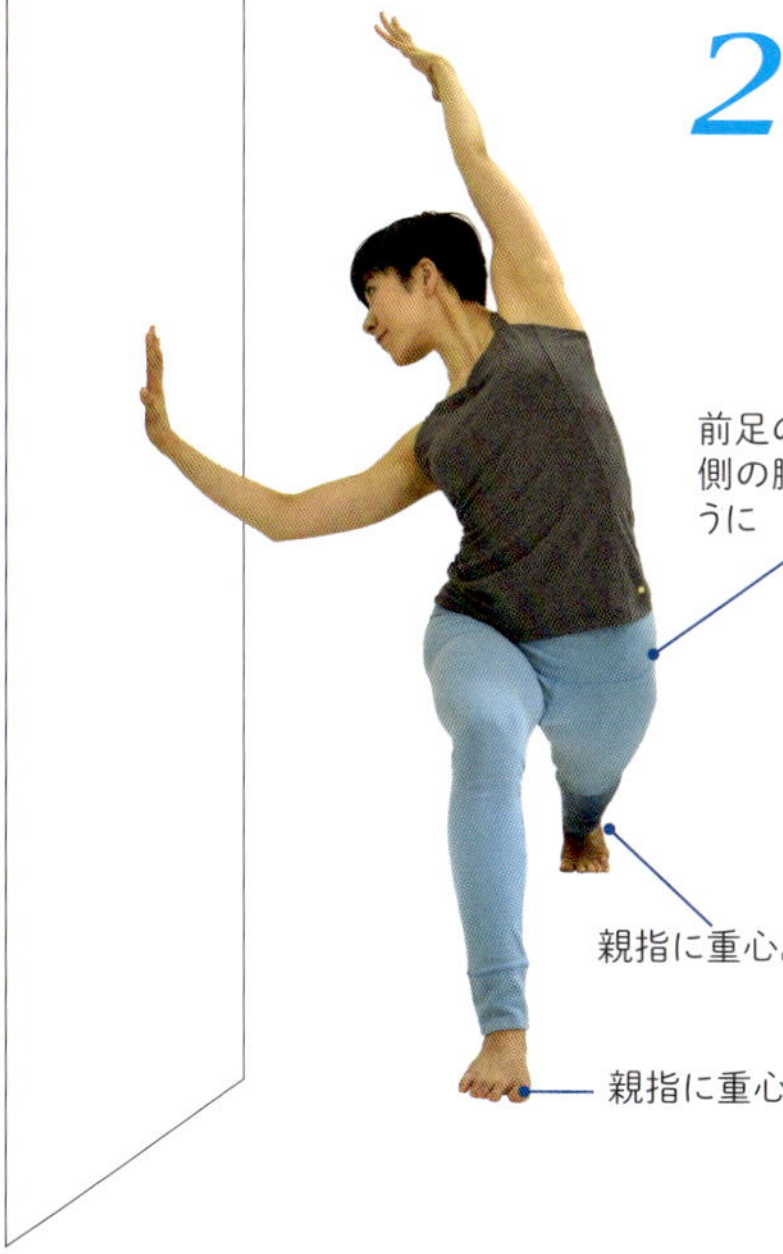
前足の親指と後ろ足
側の腰骨が近づくよ
うに
親指に重心。踵が上がる
親指に重心

反対側も行う

❻ 前屈のポーズ
（筋膜ヨガバージョン）

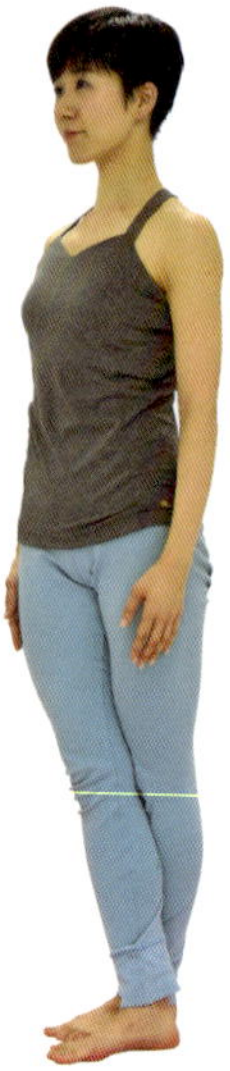

1 両足首を前後にクロスして立つ。

2 筋膜ヨガバージョン
前屈する。

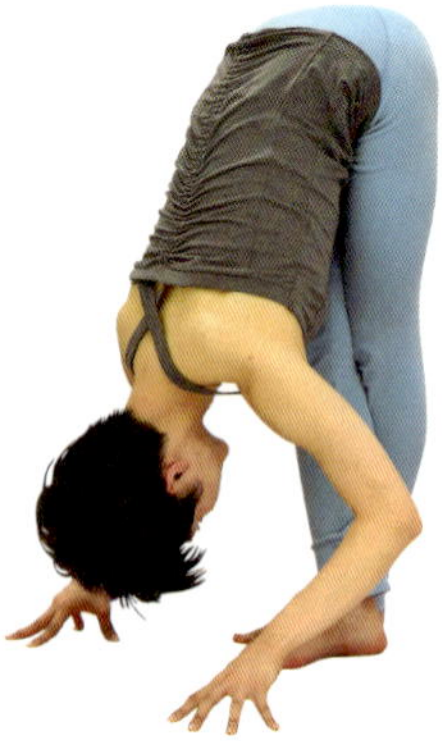

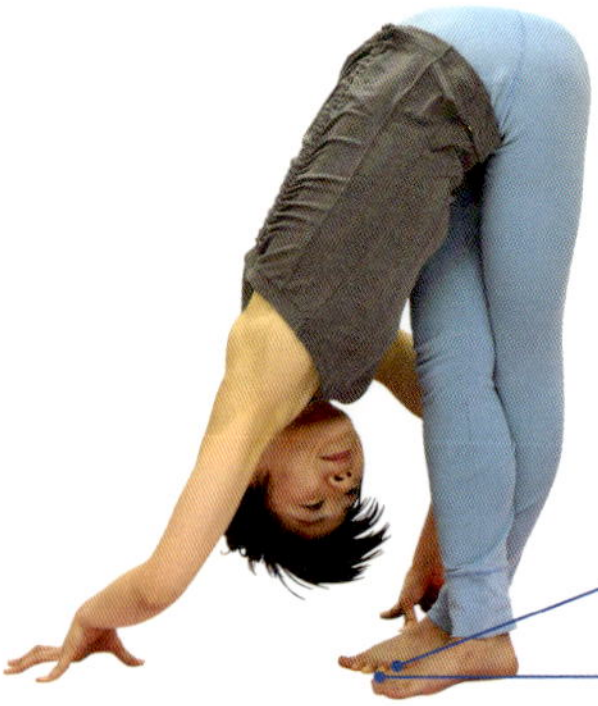
親指の付け根に重心を置く
可能であれば足指を引き上げる

3 筋膜ヨガバージョン
後ろ足の方向にねじる。

おわりに

最後までお読みくださりありがとうございました。

医師であるわたくしがなぜ「やってはいけないヨガ」について語っているのか、不思議に思った方もいらっしゃるかもしれません。

わたくし自身がヨガに救われ、にもかかわらず（本文でも触れましたが）間違ったやり方でヨガをして、ケガをしてしまったからです。

今から12年以上も前のことです。わたくしは今も勤める病院の耳鼻咽喉科で連日の診療や手術の激務をこなしていました。

過労や深夜の原稿執筆などが積み重なり、ほかのハプニングもあり、あるときついに両腕が神経麻痺になってしまいました。

まったく手が上がらないのです。両腕がまるで井戸から出てくるお化けのようになってしまいました。ドアノブも回せません。おトイレでお尻も拭けません。手先がうまく使えないので、毎食、サンドイッチしか食べられません。

両腕をギプスで固定すると肘は動くので、そういう状態でもなんとか仕事をしていました。以前流行った香港映画の「霊幻道士」に出てくる「キョンシー」みたいに、肘を固定された恰好で、指先だけを使って診療したり、キーボードを打つということを3カ月続けていました（いま思えば、思い切って休んで治療に専念すれば良かったのですが……）。

その3カ月の間にしたリハビリは、毎日の通電治療だけです。ギプスで固定した当初は、すぐ良くなると言われていたのですが、2週間たっても戻りませんでした。

そういう状態で3カ月仕事をし、ギプスを外してみたら、両腕は文字通り骨と皮だけになっていました。大急ぎで著名な整形外科のドクターに診てもらったところ、開口一番、

「これはもう無理だ、神経が死んでいる」

と言われてしまったのです！

さらに、

「もう医者はできないよ。身体障害者なら1級がとれる。診断書、書いてあげるよ」

これまで全力で取り組んできた仕事がもうできない……とうてい受け入れられることではありませんでしたから、非常に落ち込みました。心身ともにボロボロとはこのことだったと、今でも思い出します。

そんなとき、恩師が知り合いの病院にすぐ入院するようにすすめてくださり、翌日、緊急入院しました。リハビリができ、精神面のケアも優秀な病院でした。

しかし両手の麻痺はまったく治りません。

そうしたとき、リハビリをしてくれている先生が、

「ヨガをやってみませんか？」

とすすめてくれました。

オウム真理教の印象が強かったので、逃げていました。ヨガなんてマユツバものだと思い込んでいました。

しかし先生から、

「もうほかにやることがありません。このままじゃ治らないし、1回くらいどうですか？」

とまで言われて、やってみることにしたのです。

最初は90分のマンツーマン指導でした。両腕が麻痺していて床に伏せることができないので、立ったままできるポーズだけです。よく1回90分もしてくれたと感謝しています。

残念ながら、何度かのリハビリが終わった後でも、まったく麻痺は治っていませんでした。

ところが、ヨガが終わったあるときです。いつものように個室に戻り、指先を使ってギプスを外してみた瞬間です。左手が「ピクン」と動いたのです！

神経が死んでいると言われ、リハビリも効かず、ほとんど諦めていた腕が、左だけとはいえ初めて動いた！　その直後です。病室の中で、一人、床に伏して、何十分もオイオイと号泣している自分がいました。

その後、ヨガによるリハビリに積極的に取り組みました。

精神的にも、とても元気になりました。

当初はまったく信じられなかったことですが、発症してから9カ月程度で、両腕の機能は完全回復したのです。

後日談になりますが、ある医学部のスポーツ医学でかなり有名な教授から、わたくしの麻痺に対するヨガの効果は偶然ではないと伺いました。インストラクターを見て、体が同じ動作で反応するためには、脳に動きをする働きかけが必要で、わたくしにとって、ヨガによる四肢を動かすという動作が麻痺した機能回復の絶好のリハビリだった、とおっしゃっていました。

この不思議な体験をしてから、ヨガの実践、研究、そして治療への応用を始めたのです。

さらに専門である耳鳴り、めまいの改善、難聴予防を視野に入れて、ヨガスタジオ「スタジオ・ヨギー」の公認インストラクター（当時。現：ヨギー・インスティテュート認定インストラクター／専門講師）の資格も得て、ライフワークとしてのヨガの健康的な普及活動にも積極的にあたるようになったのです。

現代医学だけでは限界があると痛感した結果、医師としても、今までの自分とはまったく違う診察・治療をするようになりました。

ヨガはいまやブームを超えて定着しつつあります。多くの人がその効果を実感しているからでしょう。

ヨガが健康に役立つのは事実です。しかしやり方を間違えると、たくさんの落とし穴があり、かえって体の具合を悪くします。それは本来のやり方と自分への気づきの足りなさにより生じます。

両腕の麻痺から救ってくれたというヨガのありがたさを痛感していたのに、Ｐａｒｔ２

でお話したように、自宅で、ウォームアップもせずいきなりピークポーズをして股関節を痛めて緊急手術という事態を招いてしまいました。皆様にはぜひ、正しいやり方でヨガの効果を実感していただきたいという思いから、本書を執筆しました。

この本の出版にあたり、ヨガのポーズの監修において、わたくしのヨガの師匠であるスタジオ・ヨギーのキミ先生に多大なるご指導をいただきました。本当にありがとうございました。ロハスインターナショナルの七戸綾子さん、モデルとなっていただいたスタジオ・ヨギー インストラクターのチアキ先生にもお世話になりました。

心より御礼申し上げます。

石井正則

モデル ／ チアキ（スタジオ・ヨギー インストラクター）
衣装協力 ／ ヨギー・サンクチュアリ
編集協力 ／ 七戸綾子（ロハスインターナショナル）
撮影 ／ 小野 岳
ヘアメイク ／ 平塚美由紀
カバー・本文扉写真 ／（c）Horizon Images /amanaimages
本文デザイン ／ 青木佐和子
イラスト ／ なかきはらあきこ

著者紹介

石井正則 Masanori Ishii

医学博士。JCHO 東京新宿メディカルセンター耳鼻咽喉科診療部長。ヨギー・インスティテュート認定インストラクター／専門講師として、スタジオ・ヨギー等でワークショップ講師としても幅広く活躍中。1980 年、東京慈恵会医科大学首席卒業。84 年、同大学院卒業とともに米国ヒューストン・ベイラー医科大学耳鼻咽喉科へ留学。87 年に帰国後、東京慈恵会医科大学耳鼻咽喉科講師を経て、2000 年より同大学准教授。日本耳鼻咽喉科学会評議員、宇宙航空研究開発機構（JAXA）・宇宙医学審査会委員。日本ヨガ・メディカル協会・理事。2005 年末から自身の体の不調をきっかけにヨガを始める。現在は健康対策に積極的にヨガを取り入れている。著書に『自律神経を良くすれば、耳鳴り、めまい、難聴も良くなる！』（廣済堂健康人新書）など多数。

ポーズ監修

今津貴美（キミ） Kimi Imazu

スタジオ・ヨギー エグゼクティブ・ディレクター。1995 年より瞑想をはじめ、2000 年に単身渡印してヨガに出会い、インド、日本、アメリカでヨガと瞑想を深める。2007 年よりヨギー・インスティテュートにて指導者養成コースの構築、指導、ディレクションを担当。米国 500 時間アライアンス E・RYT500 講師。著書に『はじめての Yoga 瞑想』（廣済堂出版）、『いちばんよくわかる ＹＯＧＡポーズ全集』（学研プラス）、『聞くだけでぐっすり眠れて疲れがとれる 寝たまんまヨガ CD ブック』（飛鳥新社）がある。CD「ディープリラクゼーション ヨガニードラ」（ロハスインターナショナル）はアプリ「寝たまんまヨガ」として 160 万ＤＬを超える人気。

やってはいけないヨガ

2018年1月5日　第1刷

著　　者　石《いし》井《い》正《まさ》則《のり》
ポーズ監修　今《いま》津《づ》貴《き》美《み》（キミ）
発 行 者　小澤源太郎

責任編集　株式会社 プライム涌光
電話　編集部　03(3203)2850

発行所　株式会社 青春出版社
東京都新宿区若松町12番1号〒162-0056
振替番号　00190-7-98602
電話　営業部　03(3207)1916

印　刷　大日本印刷　　製　本　大口製本

万一、落丁、乱丁がありました節は、お取りかえします。

ISBN978-4-413-11240-6 C0077